Sven-David Müller
unter Mitwirkung von Margret Tacke
und Birgit Bahnsen

Genussvoll essen bei Darmträgheit

midena

Inhalt

Vorwort

Die Häufigkeit der Obstipation (Verstopfung) wird in den westlichen Industrieländern altersabhängig mit bis zu 20 Prozent der Bevölkerung angegeben und beruht auf einer Funktionsstörung des Dickdarms. In jedem Falle müssen organische Ursachen in erster Linie durch den Gastroenterologen (Facharzt für Magen-Darm-Krankheiten) ausgeschlossen werden. Die Obstipation ist definiert als »weniger als drei Stuhlentleerungen pro Woche«. Allerdings dürfen bei dieser Definition subjektive Wertungen nicht außer Acht gelassen werden: Darmentleerung nur durch heftiges Pressen möglich, Gefühl der unvollständigen Entleerung oder Stuhlgang zu hart, zu wenig und zu selten. Bei vielen Menschen besteht eine übertriebene und unnötige Angst vor vermeintlicher Selbstvergiftung durch fäkulentes Material (Stuhlgang), weshalb eine tägliche Darmentleerung erzwungen und der Arzt aufgrund dieser Fehlbeurteilung durch den Patienten oft mit dem Problem der Pseudo-Obstipation konfrontiert wird. Der erste Schritt zur Beseitigung des Problems Obstipation oder Darmträgheit sind ernährungsmedizinische Maßnahmen, welche im Wesentlichen aus richtiger ballaststoffreicher Kost und ausreichender Flüssigkeitszufuhr bestehen. Das vorliegende Buch »Genussvoll essen bei Darmträgheit« ist übersichtlich und für den Laien verständlich geschrieben. Es vermittelt den aktuellen Stand der Ernährungsphysiologie. Wichtigen allgemeinen ernährungsmedizinischen Empfehlungen folgen zahlreiche Rezepte, um Darmträgheit und Obstipation zu überwinden. Mit seinen 15 Tipps präsentiert der Autor ein gelungenes Konzept, moderne Ernährungsphilosophie in die Praxis umzusetzen.

Prof. Dr. med. Hubertus Wietholtz, Internist und Gastroenterologe (Facharzt für Magen- und Darmkrankheiten)
Direktor der Medizinischen Klinik II (Gastroenterologie und Stoffwechselkrankheiten) am Klinikum Darmstadt

Liebe Leserinnen, liebe Leser!

Obwohl in Deutschland zu viel gegessen wird und die Gürtel ständig weiter geschnallt werden müssen, nehmen wir zu wenig Ballaststoffe auf. Ballaststoffe sind jedoch alles andere als Ballast für den Körper: Sie sind Aktivatoren der Verdauung und helfen sogar dem Stoffwechsel, denn sie senken den Cholesterinspiegel und verlangsamen die Blutzuckersteigerung. Eine geringe Ballaststoffaufnahme macht den Darm träge und empfindlich gegenüber Krankheitserregern. Die Verstopfung – der Mediziner nennt diese Krankheit Obstipation – ist die häufigste Funktionsstörung bei Menschen, die in den westlichen Industrieländern leben.

Dieses Buch zeigt Ihnen, wie Sie mit Genuss und Raffinesse Ihren Verdauungstrakt anspornen, Ihre Abwehrkraft steigern, sich gesund ernähren sowie einer Verstopfung oder Darmträgheit einfach vorbeugen können. Grundlagen einer solchen Ernährungsweise sind jedoch keineswegs trockene Bratlinge und Müsli zu allen Tageszeiten. Sie müssen sich auch nicht zum Kaninchen entwickeln. Mit frischem Obst, leckeren Gemüsegerichten und aromatischen Vollkornprodukten machen Sie Ihre Speisen zum Jungbrunnen – nicht nur für Ihren Darm. Lassen Sie neue Kreativität in Ihre Küche einziehen. Ich beweise Ihnen, dass eine (für den Darm) gesunde Ernährung Spaß macht und die Speisen köstlich schmecken. Lassen Sie sich von farbigen, aromatischen und frischen Speisen und Getränken verführen.

Viel Spaß beim Nachkochen und guten Appetit wünscht Ihnen

Sven-David Müller

Ich danke Herrn Martin Gorny, Diätassistent und leitender Diabetesberater DDG der Medizinischen Klinik II am Klinikum Darmstadt, Frau Birgit Bahnsen, Diätassistentin am Deutschen Institut für Ernährungsmedizin und Diätetik in Aachen, sowie Frau Margret Tacke, Diätassistentin aus Bocholt, für die hilfreiche Unterstützung und Beratung bei der Entstehung dieses Buches.

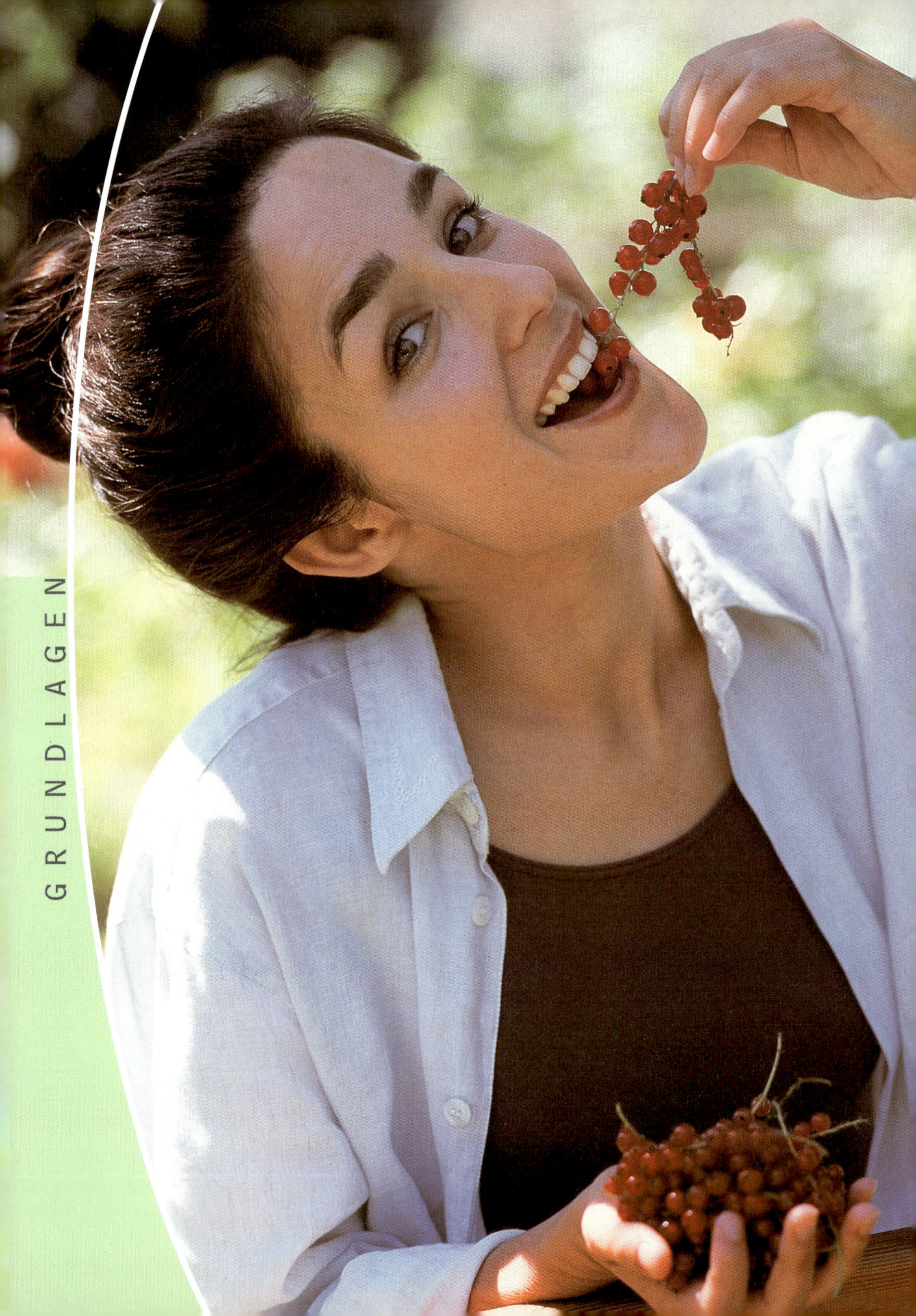

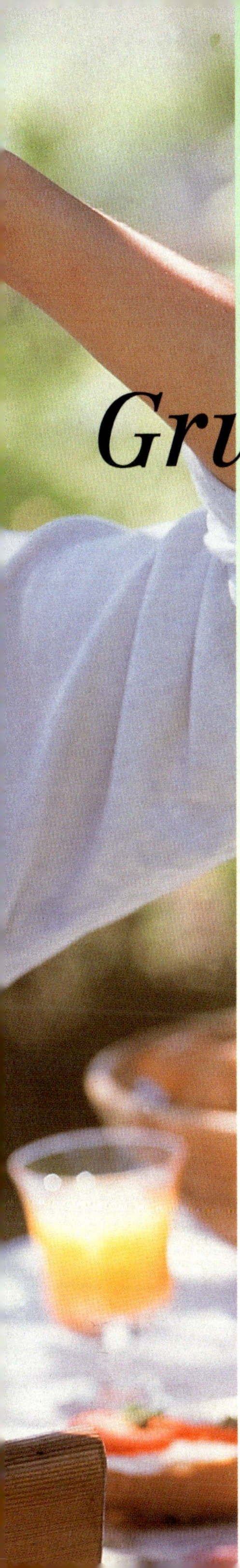

Grundlagen

Der Mensch ist auf die regelmäßige Zufuhr von Nahrung angewiesen, wenn er fit, leistungsfähig, aktiv und attraktiv bleiben möchte. Nach der Verdauung findet die Ausscheidung der Nahrungsüberbleibsel über den Darm statt. Der Darm kann aber nur optimal arbeiten und die Stuhlentleerung gut funktionieren, wenn Sie das Richtige in der richtigen Menge essen und trinken.

Die Volkskrankheit Verstopfung

Dass Essen und Trinken in direktem Zusammenhang zur Funktion des Magen-Darm-Traktes stehen, ist sicher einleuchtend. Eine Fehlernährung kann zu Darmträgheit und sogar Verstopfung führen. Aber die Verstopfung kann auch andere Ursachen haben. In jedem Falle lässt sich die Funktion des Magen-Darm-Traktes durch eine optimierte Ernährungsweise, Bewegung, Stuhltraining und Stressmanagement sowie ausreichende Flüssigkeitsaufnahme regulieren. Bei Obstipation, wie Mediziner die Verstopfung nennen, ist die Tätigkeit des Dickdarms (Kolon) und des Mastdarms (Rektum) gestört. Es gibt eine akute Verstopfung, die häufig im Urlaub auftritt, und eine chronische Verstopfung, die oftmals auf Abführmittelmissbrauch zurückzuführen ist. Die Obstipation ist die häufigste Funktionsstörung des Dickdarms. Sie ist gekennzeichnet durch unzureichende und zu seltene Stuhlentleerung. Etwa 30 Prozent der Bevölkerung in Deutschland, davon 80 bis 90 Prozent Frauen, leiden darunter. Noch viel häufiger als die Obstipation ist jedoch die Darmträgheit. Fast jeder Mensch ist im Laufe seines Lebens davon betroffen. Organische Ursachen dafür sind eher selten. In den meisten Fällen wirken psychische Fehlhaltungen, ballaststoffarme Ernährung und die Einnahme von Abführmitteln auslösend.

Was eine Verstopfung ist

Der Mediziner spricht von einer Verstopfung, wenn pro Woche seltener als dreimal eine Stuhlentleerung erfolgt und diese erschwert, unregelmäßig und oftmals unvollständig ist. Die Stuhlentleerung geht bei Menschen, die unter Verstopfung leiden, in vielen Fällen mit einer Missempfindung einher. Prinzipiell kommt jede Verstopfung durch eine zu langsame Passage des Stuhlbreis als Folge ungenügender Füllung des Darmes und fehlenden Dehnungsreizes auf die Darmwand oder durch einen gestörten Entleerungsreiz – oder beides – zustande.

Wie häufig ein Mensch Stuhlgang hat, ist unterschiedlich. Im Alter lässt die Darmbewegung bei allen Menschen nach. Dies erklärt die Häufigkeit der Obstipation bei Senioren. Fachärzte für Magen-Darm-Erkrankungen (Gastroenterologen) bezeichnen eine Stuhlentleerungsfrequenz von dreimal täglich als ebenso normal wie dreimal wöchentlich. Als krankhaft gilt, wenn der Weg der Nahrung vom Mund bis zur Toilette länger als vier Tage dauert. Durch eine Testmahlzeit mit Inhaltsstoffen, die sich im Röntgenbild darstellen, kann der Arzt diese so genannte Transitzeit prüfen.

Wann Sie zum Arzt gehen sollten

- Wenn Sie weniger als dreimal pro Woche Stuhlgang haben.
- Wenn Blut im Stuhl auftritt.
- Wenn sich Verstopfung und Durchfall abwechseln.
- Wenn eine Ernährungsumstellung nicht zum Erfolg führt.
- Wenn Sie lange Abführmittel nehmen müssen, obwohl diese nicht für den Dauergebrauch bestimmt sind.
- Wenn Sie von Abführmitteln abhängig sind und die Dosis erhöhen müssen.
- Wenn noch andere Beschwerden hinzukommen – z. B. heftige Bauchschmerzen oder Fieber.
- Wenn Sie über lange Zeit beim Stuhlgang stark pressen müssen, dabei Schmerzen empfinden oder danach weiterhin ein unangenehmes Völlegefühl haben.
- Wenn Sie unter Druck und Völlegefühl, Appetitlosigkeit, häufigem Aufstoßen oder Erbrechen leiden.

Welche Ursachen es gibt

Neben der weitgehend zivilisationsbedingten Darmträgheit gibt es natürlich – allerdings wesentlich seltener – die organisch oder medikamentös bedingte Verstopfung. Diese gehört unbedingt in die Obhut eines Facharztes. Aber auch bei jeder länger andauernden (und vermutlich harmlosen) Verstopfung sollten Sie spätestens nach zwei Wochen den Arzt aufsuchen, um eine ernsthafte organische Grundkrankheit auszuschließen.

Was den Darm träge macht

Die Ursachen der Darmträgheit sind vielfältig. Die wichtigste Ursache ist die Ballaststoffarmut der durchschnittlichen Ernährung. Falsche Ernährungsgewohnheiten wie ein fehlendes Frühstück führen ebenfalls zur Verstopfung, denn das Frühstück sorgt für einen »gastrokolischen Reflex«. Eine Ursache liegt zudem im psychischen Bereich. Wenn Sie den Stuhldrang, beispielsweise wegen Stress am Arbeitsplatz, oftmals unterdrücken und nicht auf die Toilette gehen, nimmt er irgendwann ab. Der Grund dafür ist, dass sich die Druckrezeptoren im Darm an den erhöhten Druck, der normalerweise eine Entleerung hervorruft, gewöhnen. Im Wesentlichen sind es drei Faktoren, die eine Rolle spielen:

- Ein ganz entscheidender Punkt ist die Ernährung. Je höher der Zivilisationsgrad der Bevölkerung, desto schlackenärmer ist im Allgemeinen ihre Nahrung. Der Kaloriengehalt der Kost steigt, gleichzeitig sinkt der Anteil der Ballaststoffe, die zur normalen Anregung der Darmtätigkeit erforderlich sind. Verstopfung ist also meist eine Folge unserer Zivilisation.
- Auch die zweite Ursache der Obstipation liegt in unserer modernen Lebensweise begründet. Tatsache ist, dass wir uns heute viel zu wenig bewegen, und die Darmträgheit ist nicht zuletzt die Antwort auf unsere eigene Trägheit. Aber auch andere typische Merkmale unserer Zeit wie Stress, Hetze und Unregelmäßigkeit sind einer normalen und pünktlichen Darmentleerung nicht gerade förderlich.
- Nicht nur äußere Einflüsse, sondern auch psychische Faktoren können sich auf unsere Verdauung »blockierend« auswirken. Wohl fast jeder hat schon die Erfahrung gemacht, dass seelische Belastungen und Spannungszustände unser gesamtes Verdauungssystem nachhaltig in Unordnung bringen können.

Verdauungsstudie

In einer in England durchgeführten Studie hatten 40 Prozent der Männer und 31 Prozent der Frauen regelmäßig täglich eine, 7 Prozent der Männer und 4 Prozent der Frauen sogar zwei oder drei Stuhlentleerungen. Ein Drittel der Frauen hatte seltener als einmal täglich und ein Prozent der Frauen nur einmal pro Woche oder seltener eine Stuhlentleerung. Insgesamt neigen Frauen häufiger zu Obstipation als Männer.

Warum Abführmittel ein Risiko sind

Obstipation medikamentös zu behandeln, führt schnell zu einem Teufelskreis. Durch die Einnahme von Abführmitteln setzt eine Gewöhnung des Darms ein und die Darmwand benötigt für entleerende Kontraktionen immer stärkere physiologische Reize. Das heißt, die Abführmitteldosis muss immer weiter erhöht werden, um den Darm überhaupt entleeren zu können. Abführmittel, auf Dauer eingenommen, machen den Darm träge und unfähig, sich ohne Abführmittel zu entleeren. Außerdem sind große Mineralstoff- und Wasserverluste die Folge. Mineralstoffe, beispielsweise Kalium, sind aber wichtig für eine gute Darmbewegung, und Wasser ist nötig für eine gute Darmentleerung und ein optimales Funktionieren nicht nur des Magen-Darm-Traktes.

Wie es zu Missbrauch kommt

Abführmittel sollten ausschließlich auf ärztliche Verordnung und auch dann nur über kurze Zeit eingenommen werden, um Schäden vorzubeugen. Aufgrund mangelnden Wissens wird häufig eine dauernde Selbstbehandlung mit Abführmitteln durchgeführt, meist ohne vorherige Konsultation eines Arztes. Unterstützt wird diese weitverbreitete Angewohnheit noch dadurch, dass Abführmittel leicht erhältlich und – was nicht zu bestreiten ist – auch wirksam sind.
Präparate gegen Verdauungsstörungen gehören zu den freiverkäuflichen Arzneimitteln. Im Jahr 1998 nahmen sie noch vor den Schmerzmitteln und direkt hinter den Erkältungs- und Grippemitteln mit über einer Milliarde Mark den zweiten Platz in der Umsatzliste für Selbstmedikationsmittel ein.
Oft beginnt die regelmäßige Einnahme von Abführmitteln schon in jungen Jahren. Man schätzt, dass mehrere Millionen Menschen öfter als einmal pro Woche Mittel gegen Verstopfung einnehmen, weil sie unter chronischer Verstopfung leiden oder denken, dass sie zu selten Stuhlgang haben.

Einen Grund für diese – medizinisch gesehen – höchst alarmierenden Zahlen stellt sicher nicht zuletzt die mangelnde Information der Bevölkerung dar. Denn nach allgemein verbreiteter Ansicht ist ein Mensch nur dann gesund, wenn er täglich Stuhlgang hat. Sehr viele Menschen wissen eben nicht, dass eine Stuhlentleerung im Zwei-Tage-Rhythmus durchaus normal ist – besonders in Anbetracht unserer heutigen Ernährungs- und Lebensgewohnheiten.
Allen Abführmitteln, fachsprachlich Laxanzien, ist gemeinsam, dass sie die Flüssigkeit im Darm zurückhalten oder den Transport von Flüssigkeit von der Blutseite in das Darmlumen fördern. Dies verursacht einen Druckreiz auf die Darmwand, was reflexartig die Bewegung des Darmes erhöht und die Darmentleerung begünstigt.

Die Mär der Gewichtsabnahme

Insbesondere jüngere Frauen nutzen leider Abführmittel, um ihr Gewicht zu regulieren. Dabei wirken diese chemischen Substanzen erst im Dickdarm und die hier ankommenden Nahrungsbestandteile sind bereits vollständig verdaut. Energie aus Kohlenhydraten, Eiweißen und Fetten wird bereits im weit davor liegenden Dünndarm aufgenommen. Durch Abführmittel kann man daher kein Fettgewebe reduzieren. Auch wiegt der im Darm vorhandene Stuhlbrei weit weniger, als viele Menschen denken. Nach einer normalen Stuhlentleerung landen etwa 100 bis maximal 150 Gramm in der Toilette.

Was Abführmittelmissbrauch bedeutet

Werden über einen Zeitraum von mehreren Monaten häufiger als einmal wöchentlich Abführmittel eingenommen, spricht man von einem Abführmittelmissbrauch. Die Folge ist ein Elektrolytverlust. Das bedeutet: Salze und Mineralien, die für den Stoffwechsel aller Zellen im Körper, auch für den Darm, notwendig sind, gehen verloren. Das kann die Darmträgheit häufig noch verstärken. Der Patient glaubt dann, immer mehr Abführmittel einnehmen zu müssen – ein Teufelskreis. So kann sich aus einer akuten Obstipation eine ernsthafte chronische Verstopfung entwickeln. Das geschieht auch bei Einnahme pflanzlicher Abführmittel, z. B. Sennesblätter und -früchte, Chinesischer Rhabarberwurzel, Faulbaumrinde und Aloe, also den anthrachinonhaltigen Abführmitteln. Sie stehen unter dem Verdacht, Darmkrebs zu verursachen.

Für den Dauergebrauch ungeeignet

Das Bundesinstitut für Arzneimittel und Medizinprodukte hat für anthrachinonhaltige Abführmittel erklärt: Diese Produkte dürfen lediglich zur kurzfristigen Anwendung bei Verstopfung und nicht mehr zur Verdauungsförderung oder zur so genannten Blutreinigung oder als Mittel zur Gewichtsabnahme eingesetzt werden. Eine Einnahme sollte nicht länger als über ein bis zwei Wochen erfolgen. Wer ständig ohne ärztliche Absprache Abführmittel einnimmt, riskiert seine Gesundheit. Typische Risiken sind:

- lokale Beschwerden wie Analveränderungen und -fissuren (Einrisse in der Afterschleimhaut)
- anatomische Darmveränderungen wie Nervenveränderungen und Verdünnung der Darmwand
- gravierende Elektrolytstörungen wie Muskelkrämpfe und Herzrhythmusstörungen
- die Entstehung von Darmkrebs

Abführmittel im Test

Die »Verdauungshelfer« können die Verstopfung sogar fördern, kritisierte kürzlich das Verbrauchermagazin Öko-Test. Besonders wichtig ist, dass nicht nur chemische Präparate, sondern auch pflanzliche Abführhilfen wie Abführtees, Entschlackungstees oder Präparate aus Rhabarberwurzeln gefährlich sein können. Getestet wurden 28 rezeptfreie, apothekenpflichtige Produkte. »Überflüssig und gefährlich« – so fällt das Urteil von Öko-Test über Abführmittel aus. Nicht nur chemische, sondern auch pflanzliche Wirkstoffe können zu massiven Gesundheitsproblemen führen. Das beste Mittel gegen Verdauungsprobleme sei immer noch eine ballaststoffreiche Vollwertkost sowie viel Bewegung.

Bewertung der Präparate	Anzahl
Eingeschränkt empfehlenswert	4
Weniger empfehlenswert	10
Nicht empfehlenswert	14

Das schwerwiegendste Problem: Fast alle Mittel enthalten Stoffe, die die Verstopfung fördern können und damit einen Teufelskreis in Gang setzen, der zu Abhängigkeit führt. Zu diesen Substanzen gehören die chemisch hergestellten Wirkstoffe Bisacodyl und Natriumpicosulfat sowie die pflanzlichen Anthrachinone. Letztere sind in Sennesfrüchten und -blättern, in Faulbaum- und Cascararinden sowie in Kreuzdornbeeren enthalten.

Abführmittel und ihre Folgen

Es gibt verschiedene Arten, die Verdauung zu fördern oder gar zu erzwingen. Die wichtigsten Abführmittel können nach ihrer Wirkung in folgende Gruppen eingeteilt werden:

Wirkungsweise der Abführmittel

- Füllmittel
- Mittel mit schwer resorbierbaren Ionen
- Milchzucker und damit verwandte Substanzen
- Gleitmittel
- gasbildende Zäpfchen
- darmirritierende Mittel

Abführmittel (Laxanzien) regen vor allem die Darmmotorik an. Die Wirkung der meisten Mittel beruht darauf, dass sie den Dickdarm reizen und dadurch den Stuhlgang anregen. Sobald das Abführmittel den Dickdarm passiert hat, ist der Stuhlgang genauso träge wie vorher. Die einzige dauerhafte Wirkung von Laxanzien ist nur die, dass sie den Dickdarm durch Reizung und Überstimulierung schwächen und den Organismus von ihrem Gebrauch abhängig machen. Von Medizinern werden besonders die darmirritierenden Mittel kritisch beurteilt, da sie die gravierendsten Nebenwirkungen zeigen. Unter diesen Mittel finden sich sowohl chemisch-synthetische als auch natürliche Substanzen. Die darmirritierenden Substanzen aus pflanzlichen Mitteln erkennen sie an folgenden Bezeichnungen: Hydroxyanthracen, -glykoside oder Anthranoide.

Nebenwirkungen darmirritierender Mittel

- niedriger Kaliumspiegel
- Störungen des Säure-Basen-Haushaltes
- Verdauungsstörungen
- niedriger Magnesiumspiegel
- Schädigung des Fetus
- Veränderungen der Darmschleimhaut
- Verstärkung einer Obstipation
- Auslösung einer Obstipation

Was Sie tun können

Statt eine Darmträgheit oder Obstipation künstlich mit fragwürdigen Abführmitteln anzuregen, ist eine anhaltende natürliche Darmregulation vorzuziehen. Diese umfasst eine ballaststoff- und flüssigkeitsreiche Kost, reichlich Bewegung, das Nachgeben des Stuhlentleerungsdrangs und eventuell die Einnahme von Ballaststoffkonzentraten sowie von Milchzucker. Auch Probiotika können der Darmgesundheit dienen. Meist ist dafür aber eine konsequente Umstellung der Ernährung und Lebensgewohnheiten nötig. Lassen Sie sich bei lang andauernden Beschwerden grundsätzlich untersuchen, um organische Ursachen auszuschließen. Das geschieht beispielsweise mithilfe einer Stuhluntersuchung und einer rektalen Untersuchung. Falls Sie bereits Abführmittel über einen längeren Zeitraum genommen haben, sollten diese nach Absprache mit dem Arzt nach und nach abgesetzt werden. Er wird Ihnen mitteilen, welche Abführmittel wenig schädlich sind und wie Sie langsam immer weniger verwenden können.

Krebsgefahr

Wissenschaftler der Universität Jena vermuten, dass Abführmittel sogar Krebs auslösen könnten. Sie fanden einen Zusammenhang zwischen jahrelanger Einnahme von Abführmitteln und Nieren- und Blasenkrebs. Bei andauernder Verstopfung ist anstelle bzw. zusätzlich zur medikamentösen Therapie meist eine Diät- und Bewegungstherapie angezeigt.

Der Weg der Nahrung durch den Körper

Nahrung muss in einen körpergerechten »Treibstoff« umgewandelt werden. Das geschieht im Verdauungstrakt, einem mit Schleimhaut ausgekleideten, etwa neun Meter langen Kanal, der vom Mund bis zum After reicht. Hier werden Mehrfachzucker in Einfachzucker, Eiweiße in Aminosäuren und Fette in Glyzerin und Fettsäuren umgewandelt. Die Verdauung beginnt im Mund, wo die Nahrung mit den Zähnen grob zerkleinert und mit Speichel vermischt wird. Der Speisebrei gelangt dann über Rachen und Speiseröhre in den Magen. Hier beginnen hoch konzentrierte Salzsäure sowie eiweißspaltende Enzyme ihr Werk. Unter langsamen Bewegungen der Darmwände lösen sich die Nahrungsteile in millimetergroße Partikel auf.

Wo die Nahrung verdaut wird

Der fünf bis acht Meter lange Dünndarm ist der eigentliche Ort der Verdauung, an der auch Bauchspeicheldrüse und Gallenblase beteiligt sind. Der Darm ist mit so genannten Zotten (Villi intestinales), finger- oder blattförmigen Schleimhautteilen, ausgekleidet. Sie vergrößern die Fläche, auf der die Nahrungsbestandteile vom Darm in das Blut übergehen (Resorption), erheblich (auf mindestens 100 qm). Über das Blut gelangen die molekülgroßen Nährstoffe in die Leber und werden dort weiterverarbeitet. Die verbliebenen Bestandteile gelangen vom Dünndarm in den Dickdarm. Dort werden bisher unverdaute Fasern von Bakterien zerlegt und das restliche Wasser aufgenommen. Der »Verdauungsabfall« gelangt dann in den Mastdarm und wird über den After ausgeschieden. Die Verdauungsorgane haben die Aufgabe, die mit der Nahrung aufgenommenen Nährstoffe sowie die Wirkstoffe und Wasser so aufzubereiten, dass der Körper sie aufnehmen und verwerten kann. Die abschließende Aufgabe der Verdauungsorgane ist es, die »Abfallprodukte« auszuscheiden. An diesen höchstkomplizierten und vielschichtigen Vorgängen sind alle Organe des Verdauungstraktes beteiligt.

Was der Dickdarm leistet

Die Hauptaufgaben des Dickdarms sind die Aufnahme von Wasser und Elektrolyten über die Schleimhaut ins Blut sowie die Aufbewahrung, der Transport und die kontrollierte Ausscheidung des Darminhaltes. Zum Transport und zur Entleerung zieht sich der Dickdarm zusammen. Die zur Entleerung führenden Massenbewegungen treten nur selten (drei- bis viermal täglich) im Tagesverlauf, in der Regel nach dem Essen auf. Dieser Effekt wird als gastrokolischer Reflex bezeichnet. Die Massenbewegung befördert die Stuhlmenge eine größere Strecke voran. Als Folge der Massenbewegung tritt Stuhl in den Mastdarm über. Bei Füllung kommt es zur Wanddehnung, die den Entleerungsreiz hervorruft. Wenn der Organismus richtig funktioniert, zeigt er einen gastrokolischen Reflex (Magen-Dickdarm-Reflex), der jedesmal, wenn der Magen gefüllt ist, eine Stuhlentleerung auslöst. Bei Obstipierten ist dieser Reflex anscheinend vermindert. Neue Forschungen zeigen eindeutig, dass der Reflex beim Gesunden von der Nahrungsmenge abhängig ist. Daher ist es sinnvoll, ausgiebig zu frühstücken, denn ein größeres Volumen übt einen stärkeren Druck auf die Darmbewegung aus. Der eigentliche Entleerungsvorgang ist außerordentlich komplex. Die Dehnung der Wand des hinteren Dickdarmabschnitts durch Ansammlung von Stuhl führt über Rezeptoren (nervöse Empfangsorgane) zu Völlegefühl und Entleerungsdrang.

Der Weg der Nahrung

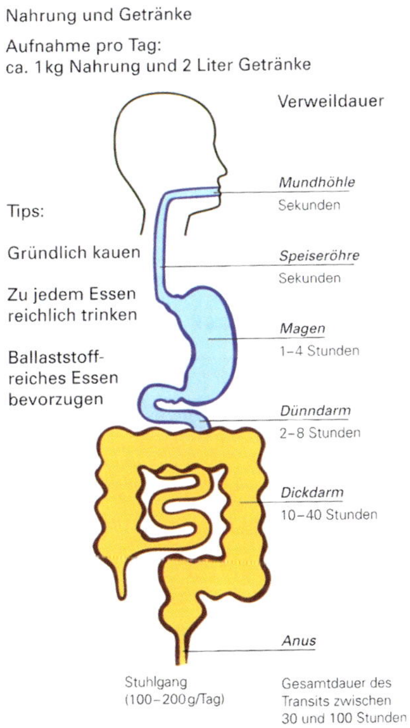

Quelle: Falk Foundation e.V., Freiburg

Die lebenswichtigen Nährstoffe

Menschen, die unter einem trägen Darm und Verstopfung leiden, sind häufig übergewichtig. Das liegt nicht daran, dass eine Verstopfung dick macht, wenngleich viele davon überzeugt sind. Der Grund ist, dass viele Menschen falsch essen – und das führt zu Übergewicht. Schokolade, Zucker, Weißmehlprodukte und Kuchen lassen das Körpergewicht ansteigen, Fett ansetzen und den Darm einfach träge werden. Daher sind viele Übergewichtige auch gleichzeitig mit einem trägen Darm geschlagen. Eine Ernährungsumstellung auf eine Kost reich an Obst, Gemüse, Salat, Hülsenfrüchten, Vollkornprodukten und Kartoffeln reguliert die Verdauung und lässt die Pfunde schwinden. Denn Ballaststoffreiches ist in der Regel auch kalorienarm, aber reich an Vitaminen und Mineralstoffen.

Kohlenhydrate liefern Energie

Die direkte Energieversorgung des Körpers über den Blutzucker stammt aus kohlenhydratreichen Nahrungsmitteln wie Getreideprodukten, Gemüse, Salat, Kartoffeln und Obst sowie Zucker. Mit Ausnahme von Zucker und Zuckerreichem sind kohlenhydratreiche Nahrungsmittel gesund – nicht nur für den Darm – und relativ kalorienarm. Kohlenhydrate sollten unsere Hauptnahrung sein. Allesamt werden die Kohlenhydrate in den Pflanzen gebildet. Die wichtigsten Kohlenhydrate sind die Stärke- und Zuckerarten und der Ballaststoff Zellulose.

Eiweiß und Fett

Eiweiß, wissenschaftlich als Protein bezeichnet, ist für unseren Organismus lebensnotwendig. Es dient dem Körper als Baustoff für die Muskulatur, aber auch für die Bildung zahlreicher Hormone wie Insulin und von Enzymen, zum Beispiel die, die für die Verdauung notwendig sind. Darmträge oder Obstipierte sollten ihren Eiweißbedarf über pflanzliche Nahrungsmittel, fettarme Milch, Milchprodukte, Seefisch und mageres Fleisch sowie Wurstwaren decken. Fett ist der energiereichste Nährstoff – ein Gramm Fett hat mehr als doppelt so viele Kalorien wie dieselbe Menge Kohlenhydrate oder Eiweiße. Deswegen weisen Mediziner und Diätassistenten immer wieder mit Nachdruck darauf hin, dass Fett fett macht. Auch Darmträge oder Obstipierte sollten ausschließlich hochwertige Vitamin-E-reiche Pflanzenöle und Diätmargarine verwenden. Oliven- und Rapsöl hat einen sehr hohen Gehalt an einfach ungesättigten Fettsäuren, die die Gefäße schützen. Übergewichtige profitieren von einer äußerst sparsamen Verwendung der genannten Fette. Auf fettreiche tierische Produkte und fette Süßigkeiten sollten sie verzichten. Eiweiß und Fett haben keine direkten Einfluss auf die Entstehung oder Bekämpfung der Verstopfung. Eine große Menge Fett im Essen kann einen Fettdurchfall hervorrufen.

Vitamine und Mineralstoffe

Vitamine und Mineralstoffe sind lebensnotwendige Nahrungsbestandteile. Im Rahmen einer ballaststoffreichen, gesunden Ernährungsweise liegt die Zufuhr der meisten Vitamine und Mineralstoffe im »grünen Bereich«. In der Durchschnittsbevölkerung herrscht oftmals ein Mangel an den Mineralstoffen Fluorid, Jodid, Zink und Magnesium. Bei Menschen, die regelmäßig Abführmittel gebrauchen, findet sich zudem oftmals ein Kalium-, Magnesium-, manchmal sogar ein Natriummangel. Menschen, die Abführmittel einnehmen oder eingenommen haben, benötigen zum Auffüllen der Speicher in der Regel mindestens 500 mg Magnesium täglich. Das ist mit Nahrungsmitteln kaum zu erreichen, wie die Tabelle auf Seite 21 verdeutlicht. Der Bedarf an Kalium ist abhängig vom Kaliumspiegel im Blut, sollte aber bei Abführmittelgebrauch bei mindestens drei bis fünf Gramm täglich liegen. Bei den Vitaminen findet man häufig eine mangelhafte Zufuhr an B-Vitaminen (insbesondere Folsäure). Nach längerfristigem Gebrauch von paraffinölhaltigen Abführmitteln kann zudem ein Mangel an fettlöslichen Vitaminen (A, D, E und K) vorliegen.

Hitliste der kaliumreichen Nahrungsmittel

	Kalium (mg) pro 100 g	Kalorien (kcal) pro 100 g
Aprikosen, getrocknet	1654	245
Weizenkleie	1390	172
Pflaumen, getrocknet	1218	261
Bananen, getrocknet	1201	291
Tomatenmark	1150	74
Feigen, getrocknet	1082	284
Petersilie, frisch	1000	53
Hülsenfrüchte, reif	940	278
Mandeln, süß, frisch	835	570
Kürbiskerne, frisch	814	560
Rosinen	782	298
Datteln, getrocknet	659	285
Blattspinat, frisch	633	17
Kresse, frisch	550	38
Äpfel, getrocknet	541	278
Pfifferlinge, frisch	507	12
Leinsamen, frisch	500	372
Fenchel, frisch	494	25
Bohnen, weiß, frisch, gegart	473	112
Sesam, frisch	458	559
Schnittlauch, frisch	434	27
Champignons, frisch	422	15
Feldsalat, frisch	420	14
Erbsen, frisch, gegart	411	145
Bananen, frisch	393	95
Kohlrabi, frisch	380	25
Mangold, frisch	376	25
Haferflocken	348	370

Hitliste der kaliumreichen Nahrungsmittel

	Kalium (mg) pro 100 g	Kalorien (kcal) pro 100 g
Endivie, frisch	346	11
Sellerie, frisch	344	17
Johannisbeeren, schwarz, frisch	341	57
Kidney-Bohnen, Konserve	341	63
Steinpilze, frisch	341	20
Rote Rübe, frisch	336	42
Kartoffeln, geschält, frisch, gegart	333	69

Hitliste der magnesiumreichen Nahrungsmittel

	Magnesium (mg) pro 100 g	Kalorien (kcal) pro 100 g
Weizenkleie	590	172
Kürbiskerne, frisch	402	560
Sonnenblumenkerne, frisch	395	575
Leinsamen, frisch	350	372
Sesam, frisch	347	559
Mohn, frisch	333	472
Cashewnüsse, geröstet	255	595
Weizenkeime	250	314
Sojabohnen, geröstet	250	359
Pinienkerne, frisch	235	576
Mandeln, süß, frisch	220	570
Erdnüsse, geröstet	182	579
Hirse, ganzes Korn	170	331
Paranüsse, frisch	160	660
Reis, ungeschält	157	350
Haselnüsse, frisch	155	636
Sanddornbeeren, Konzentrat	153	401

Die richtige Ernährung

Die Ernährungstherapie zur Vorbeugung und Behandlung der Obstipation und Darmträgheit nutzt die Tatsache, dass Stuhlvolumen, Stuhlkonsistenz und Entleerungsfrequenz weitgehend eine Folge der aufgenommenen Ballaststoffmenge und Flüssigkeit sind. Ziel der Vorbeugung, aber auch der Behandlung ist es, regelmäßig – mindestens dreimal wöchentlich – einen weichen Stuhlgang bei problemloser Entleerung ohne den Gebrauch von Abführmitteln zu erreichen. Das erfordert das Zusammenspiel von Medizinern, in diesem Falle Fachärzten für Magen-Darm-Krankheiten, und qualifizierten Diätassistenten oder Diplom-Oecotrophologen. Im Anhang finden Sie Adressen, bei denen Sie sich nach Diätassistenten oder Diplom-Oecotrophologen, die Ihnen bei der Ernährungsumstellung helfen, erkundigen können.

Warum Ballaststoffe wichtig sind

Ohne Ballaststoffe, die zur Gruppe der Kohlenhydrate gehören, kann unser Darm nicht funktionieren. Sie sind Stütz- und Strukturelemente der pflanzlichen Zellen. Ballaststoffe kommen daher praktisch nur in pflanzlichen Lebensmitteln vor. Dem Körper liefern sie im Vergleich zu anderen Kohlenhydraten, Eiweißen (Proteinen) oder Fetten direkt keine Energie, da dem Menschen Enzyme fehlen, die Ballaststoffe spalten können. Im Dickdarm dienen Ballaststoffe der Darmflora als Nahrung. Die Bakterien der natürlichen Darmflora können Ballaststoffe fermentieren. Die Darmflora sorgt für eine gute Darmfunktion und ist sehr bedeutend bei der Krankheitsabwehr. Von einer ballaststoffreichen Ernährung können Sie aber nicht zunehmen, da die Darmflora die Energie sozusagen direkt verbraucht. Da ballaststoffreiche Lebensmittel ohnehin relativ kalorienarm sind, macht eine ballaststoffreiche Kost eher schlank. Ballaststoffe sind für eine gute Darmtätigkeit besonders wichtig. Die weitgehend unverdaulichen Quell- und Füllstoffe regen die Darmbewegung (Peristaltik) an und optimieren den Transport des Nahrungsbreis durch den unteren Verdauungstrakt.

Wie viel Ballaststoffe nötig sind

Eine ballaststoffreiche, gesunde Ernährung ermöglicht in der Regel einen optimalen Stuhlgang. Den höchsten Ballaststoffanteil enthält die Weizenkleie mit 45 Prozent. Sie wird neben Leinsamen, Trockenpflaumen und Milchzucker auch therapeutisch eingesetzt (15–40 g/Tag), wenn eine Umstellung der Ernährung auf ballaststoffreiche Kost nicht möglich ist. Lebensmittel mit einem hohen Ballaststoffanteil sind Vollkorngetreideprodukte, Gemüse und Obst. Erstere haben den höchsten Anteil an quellenden Substanzen und sind deshalb wesentlichster Bestandteil der Diät. Unabdingbar beim Verzehr von ballaststoffreichen Lebensmitteln ist die gleichzeitige hohe Flüssigkeitszufuhr (z. B. 150 ml Flüssigkeit pro Esslöffel Weizenkleie). Sie sollten am Tag wenigstens zwei Liter trinken, denn Ballaststoffe benötigen reichlich Flüssigkeit zum Quellen. Die Deutsche Gesellschaft für Ernährung und der Verein zur Förderung der gesunden Ernährung und Diätetik empfehlen, täglich mindestens 30 Gramm – besser: 45 Gramm – Ballaststoffe aufzunehmen. Derzeit liegt die durchschnittliche Ballaststoffzufuhr bei nur 20 bis 23 Gramm. Das ist zu wenig für eine gute Verdauung und einen bestmöglich funktionierenden Stoffwechsel. Da sind sich Ernährungsmediziner einig, daher gehen Empfehlungen für eine gesunde Ernährungsweise immer in Richtung mehr Ballaststoffe.

Ballaststoffreich	Ballaststoffarm/-frei
Vollkorngetreide (z. B. Vollkornhaferflocken)	Milch und Milchprodukte
Vollkornbrot	Weißbrot
Vollkornreis	geschälter Reis
Vollkornnudeln	Eierteigwaren
Obst (insbesondere Beerenobst)	Fleisch und Wurst
Gemüse (insbesondere Kohl)	Eier
Hafer-/Weizenkleie	Fisch
Nüsse und Samen (kalorienreich)	Geflügel
Hülsenfrüchte	Getränke (außer Obst- und Gemüsesäfte)

Hitliste der ballaststoffreichen Lebensmittel

	Ballaststoffe (g) pro 100 g	Kalorien (kcal) pro 100 g
Pfifferlinge, getrocknet	58	120
Weizenkleie	45	172
Leinsamen	35	372
Kakaopulver	33	343
Sojamehl	28	197
Mohnsamen	21	472
Kokosnuss-Raspel	20	611
Hülsenfrüchte, getrocknet	17	278
Mandeln	15	570
Roggen-Vollkornmehl	14	294
Hirsekörner	13	31
Vollkornteigwaren ohne Ei	12	323
Erdnüsse, geröstet	11	579
Aprikosen, getrocknet	11	250
Sesamsamen	11	559
Äpfel, getrocknet	11	278
Vollkorneierteigwaren	10	333
Weizen-Vollkornmehl	10	309
Pflaumen, getrocknet	9	261
Feigen, getrocknet	9	284
Erbsen, frisch	9	145
Datteln, getrocknet	9	285
Kürbiskerne, frisch	9	560
Vollkornbrot	9	188
Pumpernickel	9	188
Vollkornkekse	9	471
Haselnüsse, frisch	8	636
Paranüsse, frisch	8	660

Die Auswahl ist entscheidend

Bevorzugen Sie ballaststoffreiche Lebensmittel, die neben der Verdauungsförderung auch noch viele andere Vorteile bieten: herausragende Sättigung, langsame und milde Blutzuckersteigerung sowie Senkung des Cholesterinspiegels. Eine äußerst ballaststoffreiche Diät kann zu einer geringeren Ausnutzung von Mineralstoffen, insbesondere Kalzium, Zink und Eisen, führen. Aber selbst bei einer Ballaststoffzufuhr von mehr als 50 Gramm ist mit Mangelerscheinungen nicht zu rechnen. Ballaststoffe regen die Darmbewegung (= Peristaltik) an. Sie werden im Dickdarm von Bakterien zu organischen Säuren abgebaut, was zu einer Änderung des pH-Wertes führt. Es wird verstärkt Wasser in den Darm gezogen, sodass das Stuhlvolumen ansteigt und die Darmentleerung normal funktionieren kann.

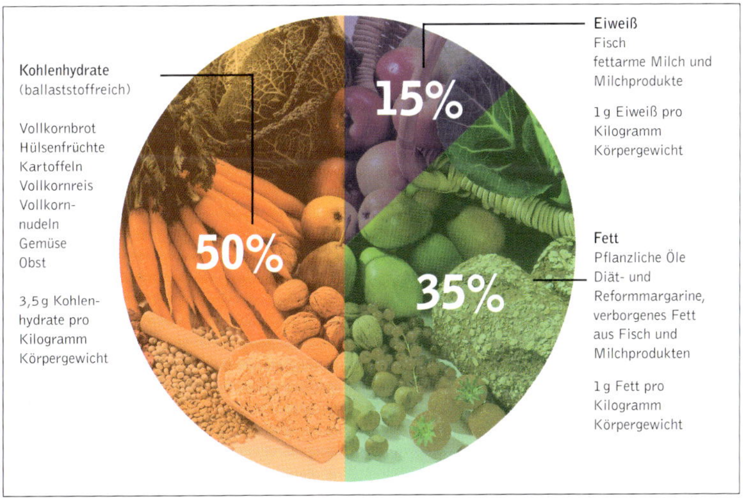

Die ideale Kostzusammensetzung für Darmträge und Obstipierte ist auch die optimale Ernährung für die ganze Familie.
Quelle: VFED e.V.

Beispiel

30 Gramm Ballaststoffe nehmen Sie am Tag auf, wenn Sie Folgendes verzehren: zwei Scheiben Vollkornbrot, zwei mittelgroße Äpfel, drei hühnereigroße Kartoffeln, eine Portion Sauerkraut und eine kleine Schüssel Rettichsalat. Der Gesamtenergiegehalt liegt bei nur 525 Kilokalorien.

Wie Sie richtig trinken

Jeder Mensch sollte täglich mindestens zwei Liter trinken. Bei einer ballaststoffreichen Ernährung müssen es sogar zweieinhalb Liter pro Tag sein. Im Gegensatz zu zuckerreichen Limonaden und Colagetränken sind insbesondere Mineralwasser, Früchtetee und mit Süßstoff gesüßte Limonaden zu empfehlen. Dagegen sollten Sie pro Tag nur maximal vier Tassen – nicht zu starken – schwarzen Tee oder Kaffee trinken. Eine verdauungsfördernde Wirkung haben Sauermilchprodukte, insbesondere die mit lebenden Milchsäurebakterien, Sauergemüsesäfte, Brottrunk oder Pflaumensaft. Falls Sie unter einem abführmittelbedingten Kaliummangel leiden, trinken Sie kaliumreiche Obst- und Gemüsesäfte. Mineralwasser versorgt Sie nicht nur mit Flüssigkeit, sondern auch mit lebensnotwendigen Mineralien. Eine ballaststoffreiche Kost benötigt reichlich Flüssigkeit. Bohnenkaffee kann der Auslöser von Stuhldrang sein. Das trifft besonders auf den morgendlichen Kaffee zu. Im Gegensatz dazu kann Schwarztee eine Verstopfung fördern.

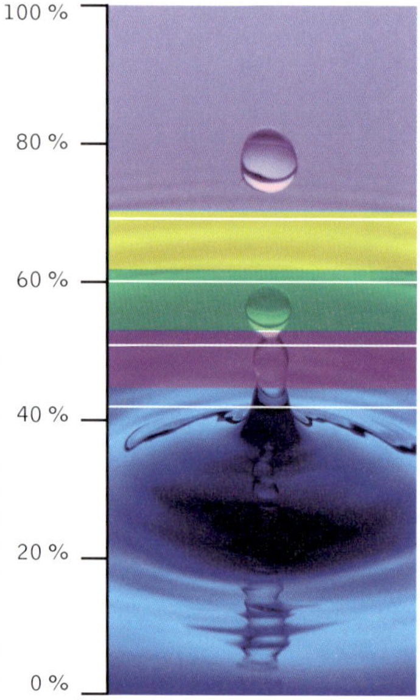

Die VFED – Trinksäule

4 Tassen Kaffee	500 ml
4 Tassen Tee	500 ml
2 Gläser fettarmes Sauermilchprodukt (z. B. Kefir)	400 ml
1 Glas Frucht- oder Gemüsesaft	200 ml
mindestens $1^1/_2$ Flaschen Mineralwasser	1000 ml
empfohlene Tagesmenge	**2600 ml**

Achten Sie darauf, jeden Tag mindestens 2,5 Liter Flüssigkeit zu sich zu nehmen.

Alkohol nur in Maßen

Alkohol ist ein energiereicher Stoff und liefert fast so viele Kalorien wie Fett. Ernährungsmediziner stellen daher fest, dass Alkohol die Entstehung von Übergewicht fördert, indem er selbst reichlich Energie liefert und gleichzeitig den Fettabbau im Stoffwechsel hemmt. Einen direkten Einfluss auf die Verdauung üben Alkoholika nicht aus. Eine größere Menge Rotwein kann sogar den Darm in seiner Trägheit fördern, was auf die darin enthaltene Gerbsäure zurückzuführen ist.

Was Ihrer Verdauung hilft

Die Ernährungsexperten des VFED haben eine spezielles Darm-Aktiv-Vitalmüsli für Sie zusammengestellt. Die Zutaten werden gründlich miteinander vermischt und in einem gut verschließbaren Gefäß im Kühlschrank aufbewahrt. Das Rezept reicht für zehn Portionen à 75 Gramm.
Eine Portion vermengen Sie mit 150 Gramm probiotischem Naturjoghurt, einem halben Glas frisch gepresstem Obstsaft, Apfelstücken und Spalten einer Mandarine. Lecker können Sie das Müsli mit etwas Zimt, wenig frisch gepresstem Zitronensaft sowie etwas Honig, Zucker oder Süßstoff abschmecken.

Zutaten für Müsli

- 200 g Haferflocken
- 50 g Haferkleie
- 100 g ganze Leinsamen
- 100 g Milchzucker
- 75 g gehackte Cashewkerne
- 50 g gehackte Mandeln
- 25 g trocken angerösteter Sesam
- 50 g gehackte Rosinen
- 50 g gehackte Trockenpflaumen
- 50 g gehackte Aprikosen, getrocknet

Milchzucker – die sanfte Alternative

Milchzucker ist ein reines Naturprodukt mit langer Tradition. Seine älteste Erwähnung geht auf das Jahr 1615 und den italienischen Mediziner Prof. Dr. Fabrizio Bartoletti (1586–1630) aus Bologna zurück. Bartoletti hatte die bei der Käserei anfallende Molke eingedampft und mit Wasser wieder aufgelöst, um dann nach mehrmaligem Wiederholen dieses Vorganges ein weißes kristallines, süßlich schmeckendes Pulver zu gewinnen. Dem Pulver gab er den Namen »Manna aus der Molke«. 1718 konnte der Wissenschaftler Scheele nachweisen, dass es sich um einen Zucker handelt. Bereits im 19. Jahrhundert zählte Milchzucker zu den Standardtherapeutika bei chronischer Obstipation. Wissenschaftler bezeichnen Milchzucker als Laktose. Milchzucker schmeckt weniger süß als Haushaltszucker und löst sich in Flüssigkeiten auf. Er unterliegt den strengen Qualitätsnormen des Deutschen Arzneibuches und dem deutschen Lebensmittelgesetz. In der Natur kommt der Milchzucker ausschließlich in der Milch von Säugetieren und Menschen vor. Milchzucker ist das erste Kohlenhydrat, das der Mensch von Natur aus über die Muttermilch aufnimmt.

Milchzuckergehalt (g) pro 100 ml	
Muttermilch	7,0
Kuhmilch 3,5 % Fett	4,6
Schafsmilch	4,6
Stutenmilch	6,2
Ziegenmilch	4,2

Wie Milchzucker wirkt

Laktose setzt sich aus den Bausteinen Traubenzucker (Glukose) und Schleimzucker (Galaktose) zusammen. Im Dünndarm wirkt das Enzym Laktase auf die Laktose ein und spaltet sie zu den aufnehmbaren Bausteinen Glukose und Galaktose. Der nicht gespaltene Teil des Milchzuckers wird in den Dickdarm befördert. Milchzucker stimuliert den Darm sanft und ohne Nebenwirkungen. Die Wirkung beruht auf einem ganz einfachen Effekt: Die zugeführte Milchzuckermenge übersteigt die Kapazität des Enzyms Laktase. Viel wichtiger ist aber, dass im Gegensatz zu Abführmitteln kein Gewöhnungseffekt zu erwarten ist. Besonders wirksam ist Milchzucker, wenn Sie ihn direkt nach dem Aufstehen in etwas kaltem Fruchtsaft aufgelöst trinken. Die tägliche Aufnahme von ein bis vier Esslöffeln Milchzucker in Saft, Kaffee, Tee, Müsli oder Ähnlichem bewirkt eine Optimierung der Bakterienbesiedlung des Dickdarms, was die Abwehrkraft stärkt. Sie beseitigt funktionelle Störungen und ist die beste Barriere gegen krankmachende Keime oder Pilzüberwucherung (Candida albicans).

Keine Angst vor Kalorien

Milchzucker liefert pro Gramm zwar vier Kilokalorien, fördert aber nicht das Übergewicht, denn er wird kaum verdaut. Auch Diabetiker dürfen auf Milchzucker zurückgreifen. Eine Berechnungseinheit (1 BE) entspricht 12 Gramm Milchzucker. Da der Milchzucker aber nur unvollständig aufgeschlossen werden kann, steigt der Blutzucker nur wenig und sanft an.

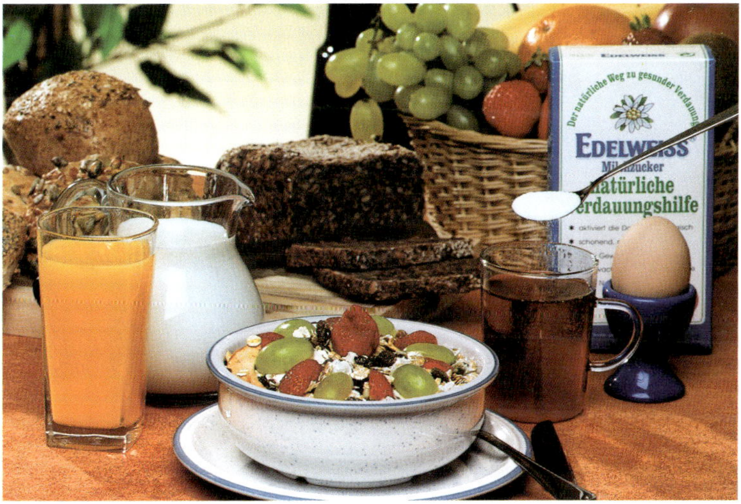

Die besten Tipps für Ihre Gesundheit

Auf den folgenden Seiten finden Sie praxisbezogene Ratschläge, die Ihnen helfen, Ihre Ernährung in die richtige Bahn zu lenken. Sie sollen einerseits dazu dienen, Ihnen die Auswahl an Nahrungsmitteln zu erleichtern, und andererseits dafür sorgen, dass der Genuss beim Essen nicht verloren geht. Einige Tipps sind für Sie und Ihre ganze Familie wichtig, denn sie schützen Ihre Gesundheit. Versuchen Sie, langsam und schrittweise Ihren Speiseplan umzustellen.

Tipp

Probieren Sie einmal Gemüse und Kräuter als alternativen, kalorienarmen Brotbelag, der reich an Ballaststoffen und Kalium ist. Nehmen Sie beispielsweise Tomatenscheiben mit Schnittlauchröllchen und frischem Basilikum. Gemüse und Kräuter enthalten viele Vitamine und Mineralien, aber kaum Fett. Außerdem schmecken sie gut, machen satt und eignen sich auch hervorragend anstelle von Butter oder Margarine. Verwenden Sie als Ersatz für das Aufstrichfett unter dem Wurst- oder Käsebelag einfach ein Salatblatt oder saftiges, frisches Gemüse.

Tipp

Essen Sie sich satt an pflanzlichen Nahrungsmitteln, denn nur Pflanzen liefern die darmgesunden Ballaststoffe. Die Mengen sind einfach einzuhalten. Essen Sie täglich mindestens 500 Gramm Obst (beispielsweise drei mittelgroße Äpfel und eine Kiwi), 500 Gramm Gemüse (beispielsweise eine große Portion Möhrengemüse, ein großer Tomatensalat), 200 Gramm Kartoffeln oder Vollkornreis bzw. -teigwaren sowie vier Scheiben Vollkornbrot.

Tipp

Trinken Sie direkt nach dem Aufstehen ein Glas kaltes Mineralwasser, um den gastrokolischen Reflex auszulösen. Sehr erfolgreich ist auch ein Glas kalter Fruchtsaft mit einem Esslöffel Milchzucker direkt nach dem Aufstehen.

Tipp

Der optimale Verdauungscocktail besteht aus einem Glas Mineralwasser, je einem Schnapsglas Pflaumensaft, Kefir und Apfelsaft, etwas Zucker oder Süßstoff und ein bis zwei Esslöffeln Milchzucker. Damit bringen Sie Ihren Darmtrakt in Schwung.

Tipp

Trinken Sie jeden Tag mindestens zwei, besser zweieinhalb Liter Flüssigkeit. Das sind beispielsweise vier Tassen Früchtetee (500 ml), zwei Gläser Tomatensaft (400 ml), zwei Gläser Kefir (400 ml), ein Glas Orangensaft (200 ml) und außerdem eine Flasche Mineralwasser (700 ml).

Tipp

Ein Joghurt – am besten mit lebenden Milchsäurebakterien, aber wenig Fett und Zucker – eignet sich als kalorienarme, ballaststoffreiche und vor allem leckere Zwischenmahlzeit. Geben Sie frisches Obst, eine Hand voll gehackte Nüsse sowie etwas Leinsamen und Milchzucker dazu. Damit die enthaltenen Ballaststoffe gut aufquellen können, ist es notwendig und wichtig, dass Sie einen Viertelliter Flüssigkeit dazu trinken.

Tipp

Probieren Sie als Mittagessen zwischendurch ein vegetarisches, ballaststoffreiches Gericht. Eine Gemüseplatte aus Spinat mit etwas saurer Sahne oder Joghurt, jungen Möhren mit reichlich frischem Dill, einer Grilltomate mit Knoblauchwürfelchen und Schnittlauchröllchen und gedünstetem Champignon-Schalotten-Gemüse mit Petersilie. Dazu passt sehr gut getoastetes Vollkornbrot oder ein Risotto aus Vollkornreis.

Tipp

Versuchen Sie es einmal mit gekochten Roggen-, Weizen-, Dinkel- oder Hirsekörnern als Beilage zum Mittagessen. Die Zubereitung ähnelt der von Reis, die Garzeit beträgt rund 35 bis 45 Minuten. Mittlerweile sind zudem aromatische Getreidemischungen erhältlich. Vollkorngetreide ist sättigend und kalorienarm, senkt den Cholesterinspiegel und macht das Abnehmen leicht.

Tipp

Bei Weißbrot, Semmeln oder Graubrot schmeckt eigentlich nur der Belag, bei Vollkornbrot hingegen das Brot selbst. Nutzen Sie diesen geschmacklichen Vorteil und gleichzeitig den hohen Ballaststoffgehalt. Außerdem decken bereits vier bis fünf Scheiben Vollkornbrot Ihren gesamten Bedarf an Ballaststoffen ab. Und dick macht Vollkornbrot höchstens, wenn der Belag aus viel Butter und fetter Wurst oder fettem Käse besteht.

Tipp

Mit fluoridiertem Jodsalz beugen Sie durch Jodmangel bedingten Schilddrüsenerkrankungen und Karies vor. Aber seien Sie mit der Verwendung von Salz generell sparsam. Nachsalzen ist in der Regel nicht erforderlich. Probieren Sie immer, bevor Sie nachsalzen. Versuchen Sie, einen Teil des Salzes durch Gewürze und frische Kräuter zu ersetzen.

Tipp

Salate sind gesund – nicht nur für den Darm. Allerdings nur, wenn das Dressing nicht aus der Flasche kommt oder schlicht Mayonnaise oder Remoulade ist. Nachfolgend finden Sie zwei Grundrezepte für Salatdressing. Die Zutaten werden einfach miteinander verrührt. Bei der Essig-Öl-Marinade können Sie beispielsweise Walnuss-, Haselnuss- oder Kürbiskernöl und Himbeer-, Champagner- oder Sherryessig für die Zubereitung nehmen.

Essig-Öl-Marinade (1 Portion):
1 EL Öl, 1 EL Essig, 1 EL Wasser, $^1/_2$ TL Senf, $^1/_2$ kleine fein gehackte Zwiebel, $^1/_2$ fein gehackte Knoblauchzehe nach Belieben, bunter Pfeffer, fluoridiertes Jodsalz, Zucker oder Süßstoff nach Geschmack, frisch gehackte Kräuter.

Joghurt-Marinade (1 Portion):
2 EL Naturjoghurt, Kefir, Dickmilch 1,5 % Fett oder Buttermilch, 1 TL Walnussöl, 1 EL Zitronensaft, 1 EL Wasser, $^1/_2$ fein gehackte kleine Zwiebel, $^1/_2$ fein gehackte Knoblauchzehe nach Belieben, weißer Pfeffer, fluoridiertes Jodsalz, Zucker oder Süßstoff nach Geschmack, frisch gehackte Kräuter.

Tipp

Hülsenfrüchte aß man früher regelmäßig. Heute sind sie leider nicht mehr so beliebt. Dabei sind sie echte Ballaststoffbomben mit reichlich Vitaminen und Mineralstoffen und zudem nahezu fettfrei und kalorienarm. Essen Sie am besten regelmäßig leckere Eintöpfe mit Hülsenfrüchten – beispielsweise einen süßsauren Linseneintopf oder eine weiße Bohnensuppe mit Tomatenwürfeln.

Tipp

Milchsäurebakterien sind wichtige Bestandteile einer gesunden Darmflora, die den Körper vor krank machenden Eindringlingen schützen. Sie sollten täglich ein Glas eines Sauermilchproduktes trinken sowie eine Portion Joghurt mit probiotischen Kulturen, aber wenig Fett und Zucker verzehren. Auch Sauerkraut und Sauerkrautsaft sowie andere milchsaure Gemüse und Kefir bringen die Darmflora wieder in Schwung.

Tipp

Meiden Sie Nahrungsmittel und Getränke, die den Darm träge machen. Dazu gehören Rotwein, größere Mengen Kakao oder Schokolade, schwarzer Tee oder Produkte aus Weißmehl.

Tipp

Pflaumensaft ist seit Jahrhunderten als Förderer der Darmtätigkeit bekannt. Da Pflaumensaft süß schmeckt, können Sie ihn bei Verstopfungsproblematik als Süßungsmittel beispielsweise für Müsli, Kompott oder Obstsalat einsetzen. Aber ein kleines Schnapsgläschen davon reicht völlig aus. Pflaumensaft erhalten Sie gewöhnlich im Reformhaus oder in der Apotheke.

Angaben zu den Rezepten

- Wenn in den Rezepten Salz angegeben ist, sollten Sie stets fluoridiertes Jodsalz verwenden.
- Pfeffer schmeckt am aromatischsten, wenn er mit einer Mühle frisch gemahlen wird.
- Bei der Zubereitungszeit ist jeweils die reine Arbeitszeit berücksichtigt. Nicht berücksichtigt sind Zeiten zum Einweichen bzw. Marinieren von einzelnen Zutaten oder Ruhezeiten von Teigen.

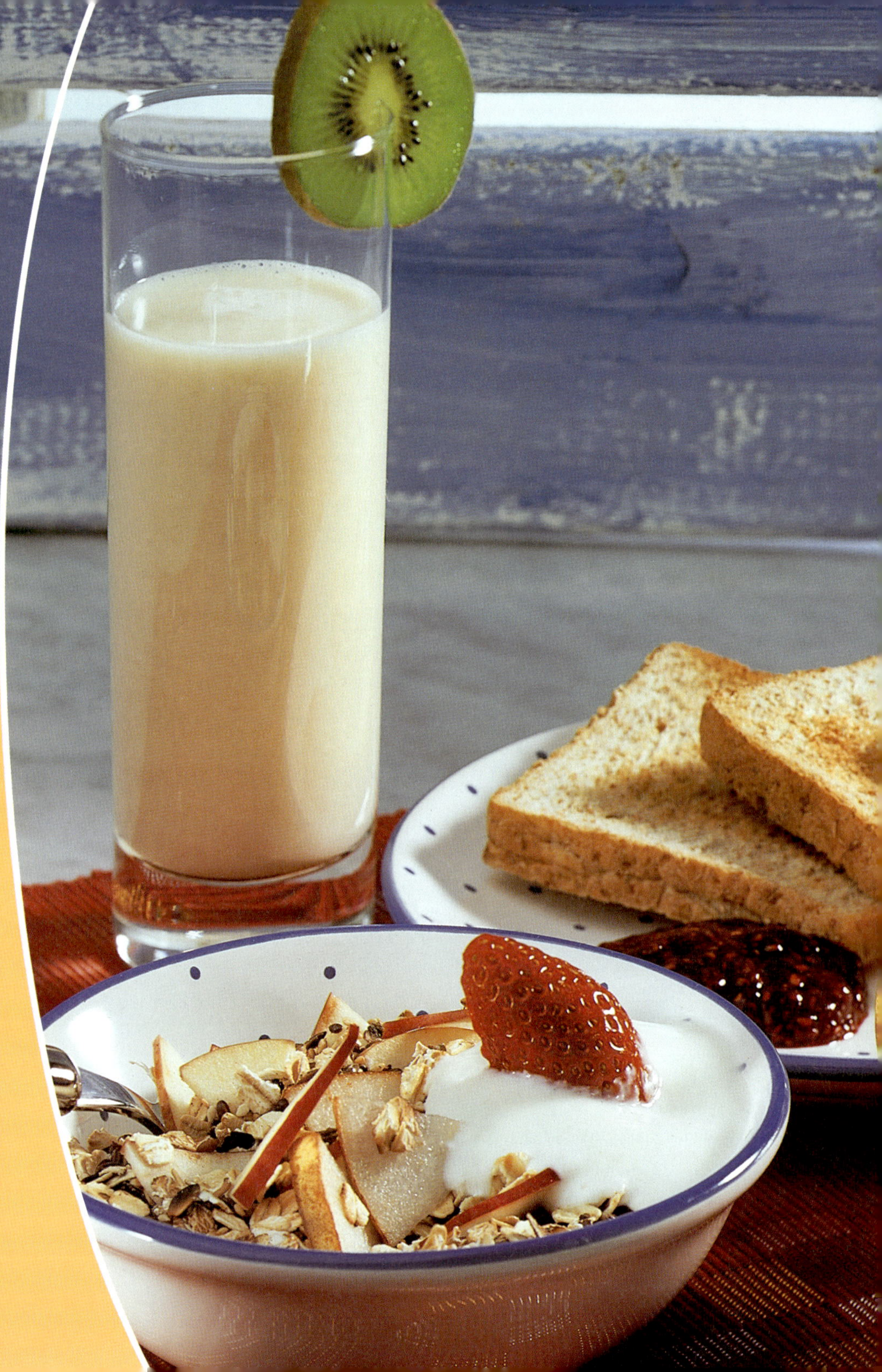

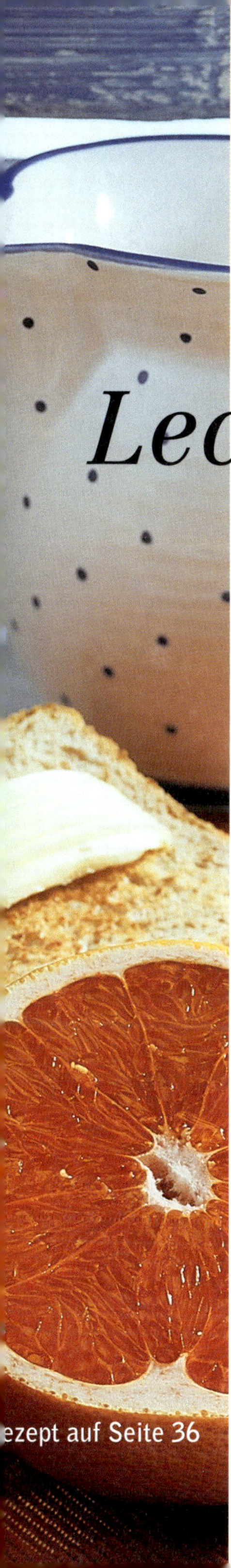

ezept auf Seite 36

Leckeres zum Frühstück

Ein guter Tag beginnt mit einem richtigen Frühstück. Vollkornbrötchen, Vollkornbrot oder ein leckeres Müsli mit frischem Obst und Joghurt mit lebenden Milchsäurebakterien machen den Darm gesund und fit. Außerdem fördern die Milchsäurebakterien die Darmflora, sodass die Abwehrkraft gestärkt wird und Vitamine, Mineralstoffe und sekundäre Pflanzenstoffe den ganzen Körper mit der nötigen Portion Fitness für einen aktiven Tag versorgen. Denken Sie daran, dass Sie ausreichend zum Frühstück trinken.

Vitales Sonntagsfrühstück

1 Frühstück enthält:
676 Kilokalorien
25 g Eiweiß
13 g Fett
103 g Kohlenhydrate
14 g Ballaststoffe

Zutaten für 1 Portion:

Für das Müsli:
4 EL Vollkornhaferflocken, 1/2 Apfel, 1/2 Birne, Zitronensaft, 1 EL Leinsamen, 1 EL Sesamsamen, Süßstoff oder Zucker, 1 Prise Zimt, 1 Tropfen Vanillearoma, 150 g Naturjoghurt (0,1 % Fett), 1 Erdbeere

Für den Fruchtdrink:
1/2 Grapefruit, 100 ml Milch (1,5 % Fett), 100 ml Kefir, Süßstoff oder Zucker, 1 Scheibe Kiwi

Außerdem:
1/2 Grapefruit, Süßstoff oder Zucker, 1 Scheibe Vollkorntoastbrot, 5 g Butter oder Diätmargarine, 1–2 TL Himbeerkonfitüre

Zubereitungszeit: etwa 10 Minuten, Foto Seite 34/35

- Für das Müsli Haferflocken in einer Pfanne trocken anrösten.
- Apfel und Birne gründlich heiß waschen, entkernen und in mundgerechte Stücke schneiden, mit Zitronensaft beträufeln.
- Sesamsamen in einer Pfanne trocken anrösten, nach Geschmack süßen und mit Zimt und Vanillearoma vermengen.
- Alle Zutaten mischen und Joghurt darüber geben. Müsli mit der Erdbeere dekorieren.
- Für den Fruchtdrink Grapefruit auspressen. Saft mit Milch und Kefir mischen und mit einem Mixstab pürieren.
- Nach Geschmack süßen und das Glas mit der eingeschnittenen Kiwischeibe dekorieren.
- Halbe Grapefruit mit einem Grapefruitmesser vorbereiten und nach Geschmack süßen.
- Vollkorntoast toasten, mit Streichfett und Konfitüre bestreichen.

Tipp

Dazu trinken Sie zwei Becher Tee oder Kaffee (à 200 ml), die Sie mit Kondensmilch (4 % Fett) bzw. Zitronensaft, Süßstoff oder Zucker nach Geschmack verfeinern.

Möhrenbratlinge mit Haselnüssen

1 Portion enthält:

190 Kilokalorien
8 g Eiweiß
12 g Fett
12 g Kohlenhydrate
8 g Ballaststoffe

Zutaten für 8 Portionen:
2 EL Leinsamen, 2 EL Sesamsamen, 800 g Möhren, 8 EL Weizenvollkornmehl, 100 g Magerquark, $^1/_2$ Tasse Gemüsebrühe, 3 Eier, 2 EL gehackte Petersilie, $1^1/_2$ TL Backpulver, 4 EL gehackte Haselnüsse, Salz, weißer Pfeffer, 3 EL Sonnenblumenöl

Zubereitungszeit: etwa 15 Minuten

- Samen in einer Pfanne trocken anrösten.
- Die Möhren schälen und auf der Rohkostreibe raspeln.
- Mit Mehl, Quark, Gemüsebrühe, Eier, Samen und Möhren vermengen. Petersilie, Backpulver und Nüsse untermischen. Mit Salz und Pfeffer abschmecken.
- Aus dem Teig 16 kleine Bratlinge formen und von beiden Seiten in heißem Öl goldgelb braten.

Tipp

Mittags können Sie dazu frischen Blattspinat mit einer feinen Muskatsahnesauce essen. Zum Frühstück passt dazu einfach ein kleiner Obstsalat oder ein Apfel-Zimt-Joghurt.

Variante

Das Rezept lässt sich mit verschiedenen Gemüsen vielseitig variieren – beispielsweise mit Zucchini.

Kräuter-Buttermilch-Brot

1 Brot enthält:
2805 Kilokalorien
125 g Eiweiß
19 g Fett
521 g Kohlenhydrate
91 g Ballaststoffe

Zutaten für 1 Brot:
200 g Weizenschrot, 500 ml lauwarme Buttermilch, 1 Würfel Hefe, 1 Prise Zucker, je $^1/_2$ TL Koriander, Estragon und Dillspitzen, 2 TL Salz, 600 g Weizenvollkornmehl

Zubereitungszeit: etwa 120 Minuten

- Weizenschrot in Buttermilch einweichen und mit der Hefe verrühren. Zucker dazugeben.
- Kräuter, Salz und Mehl hinzufügen und alles sehr kräftig kneten.
- Teig im vorgewärmten Backofen etwa 30 Minuten abgedeckt gehen lassen.
- Teig noch einmal kräftig durchkneten und zu einem länglichen Laib formen oder in eine mit Haferflocken ausgestreute Kastenform füllen. Brot nochmals abgedeckt an einem warmen Ort 1 Stunde gehen lassen.
- Im vorgeheizten Backofen bei 220 °C etwa 50 Minuten backen.

Vollkornbrot

1 Brot enthält:
4480 Kilokalorien
174 g Eiweiß
29 g Fett
1044 g Kohlenhydrate
151 g Ballaststoffe

Zutaten für 1 Brot:
100 g Weizenkörner, 1 $^1/_2$ – 2 Würfel Hefe, 1 Prise Zucker, 850 ml lauwarmes Wasser, 1250 g Weizenvollkornmehl, 100 g Weizenvollkornmehl, je 1 TL gemahlener Fenchel, Kümmel und Koriander, 2 TL Salz, 1 sehr fein gehackte Knoblauchzehe, 100 g Haferflocken

Zubereitungszeit: etwa 160 Minuten, Foto unten

- Weizenkörner in Wasser einweichen und über Nacht abgedeckt im Kühlschrank ziehen lassen. Gut abtropfen lassen.
- Hefe zerbröseln, Zucker dazugeben und mit etwas Wasser glatt anrühren.
- Restliches Wasser, gesiebtes Mehl, Gewürze, Knoblauch und – ganz zum Schluss – die Weizenkörner unterarbeiten.
- Teig auf einer mit Mehl bestäubten Arbeitsfläche gründlich durchkneten. Zu einer Kugel formen und zugedeckt an einem warmen Ort 30 Minuten gehen lassen.
- Teig nochmals kurz und kräftig durchkneten und zu einem Laib formen. Auf ein mit Backpapier ausgelegtes Blech legen, mit einem feuchten Tuch abdecken und an einem warmen Ort nochmals 30 Minuten gehen lassen.
- Brot mit Wasser bepinseln und mit Haferflocken bestreuen.
- Auf der zweiten Einschubleiste von unten im vorgeheizten Backofen bei 250 °C 20 Minuten abbacken. Anschließend noch 1 Stunde bei 175 °C backen.
- Nach dem Backen das Brot sofort auf ein Gitter zum Auskühlen legen, damit sich an der Unterseite keine Stauhitze bilden kann.

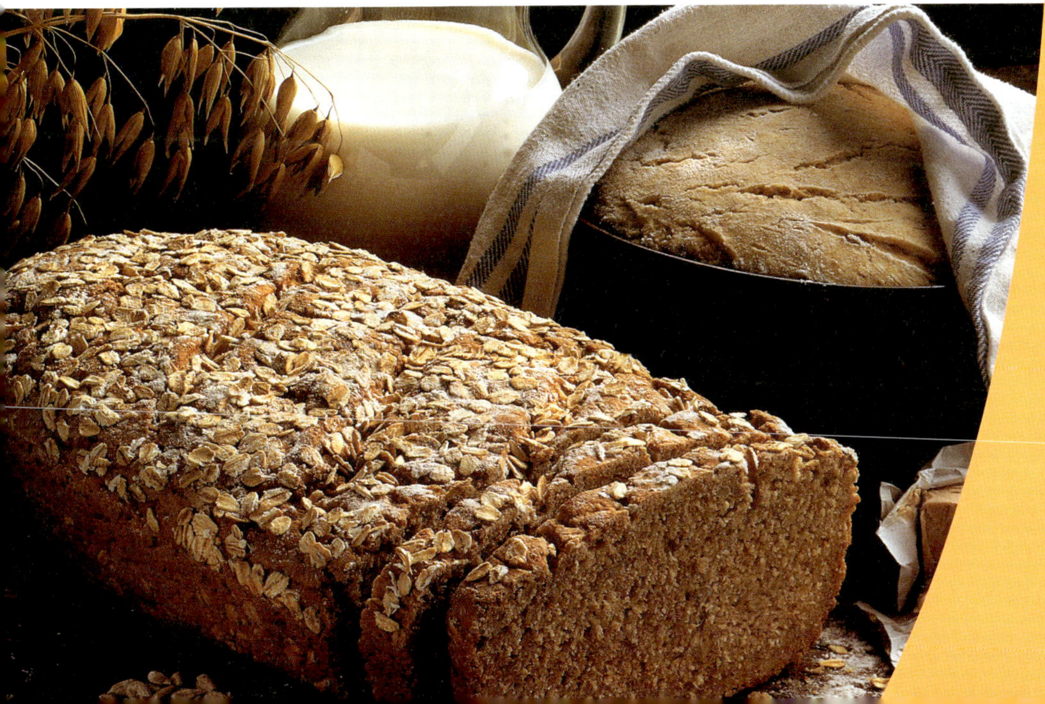

Früchtebrötchen

1 Brötchen enthält:
222 Kilokalorien
7 g Eiweiß
8 g Fett
36 g Kohlenhydrate
4 g Ballaststoffe

Zutaten für 15 Stück:
$^{1}/_{2}$ Würfel Hefe, $2^{1}/_{2}$ Tassen lauwarme Milch (3,5 % Fett), 50 g Diätmargarine, 500 g Dinkelvollkornmehl, 1 Prise Salz, 3 EL Zucker, 75 g getrocknete Aprikosen, 75 g getrocknete Pflaumen, 100 g gehackte Sonnenblumenkerne, $^{1}/_{2}$ TL Zimt, Mark von 1 Vanilleschote, 2 Tropfen Buttervanille-aroma

Zubereitungszeit: etwa 70 Minuten

- Hefe in Milch auflösen und dann mit zerlassener Margarine, gesiebtem Mehl, Salz und Zucker zu einem geschmeidigen Teig verkneten. Zuletzt die klein geschnittenen Früchte, Sonnenblumenkerne und Gewürze unterarbeiten.
- Teig abgedeckt an einem warmen Ort mindestens 20 Minuten gehen lassen, dann eine gleichmäßige Rolle formen und diese in 15 Scheiben schneiden.
- Die einzelnen Scheiben zu Brötchen formen und mit einem nassen Tuch abgedeckt nochmals mindestens 20 Minuten gehen lassen, bis sich das Volumen verdoppelt hat.
- Im vorgeheizten Backofen bei 200 °C etwa 25 Minuten backen.

Tipp

Diabetiker können anstatt Zucker auch zweieinhalb Esslöffel Fruchtzucker verwenden. Direkt nach dem Backen können Sie die Brötchen mit etwas Wasser bestreichen und sie sofort in trocken angerösteten Sesamsamen wälzen.

Variante

Anstelle der getrockneten Pflaumen und Aprikosen, die Ihre Verdauung richtig ankurbeln, können Sie Bananenchips, Rosinen und getrocknete Apfelscheiben verwenden. Zudem können Sie die Hefe in zwei Tassen Milch und einer halben Tasse Pflaumensaft auflösen.

Frischkornmüsli

1 Portion enthält:
393 Kilokalorien
16 g Eiweiß
9 g Fett
61 g Kohlenhydrate
16 g Ballaststoffe

Zutaten für 1 Portion:
50 g Weizenkörner, Zitronensaft, 1 TL Honig oder einige Tropfen Süßstoff, 1 säuerlicher Apfel, 1 Trockenpflaume, 1 EL Leinsamen, 1 EL Haferkleie, 150 g Kefir (fettarm), Zimt

Zubereitungszeit: etwa 10 Minuten

- Die frisch geschroteten Weizenkörner über Nacht abgedeckt im Kühlschrank in Wasser mit etwas Zitronensaft und Honig oder Süßstoff einweichen. Vor dem Zubereiten des Müslis abseihen.
- Apfel waschen, Kerngehäuse ausstechen und den Apfel grob raffeln. Mit Zitronensaft beträufeln.
- Trockenpflaume klein schneiden.
- Weizenkörner, Apfel, Trockenpflaume, Leinsamen, Haferkleie sowie Kefir miteinander vermischen und mit Zimt abschmecken.

Tipp

Verwenden Sie immer frisches Obst nach Saison und variieren Sie das Milchprodukt nach Geschmack. Bitte trinken Sie mindestens drei Tassen Tee oder Kaffee zum Müsli. Ihr Darm und Ihr Körper freuen sich darüber. Bei einer hartnäckigen Verstopfung hilft Ihnen, wenn Sie zwei Esslöffel Milchzucker zufügen und die Leinsamenmenge erhöhen.

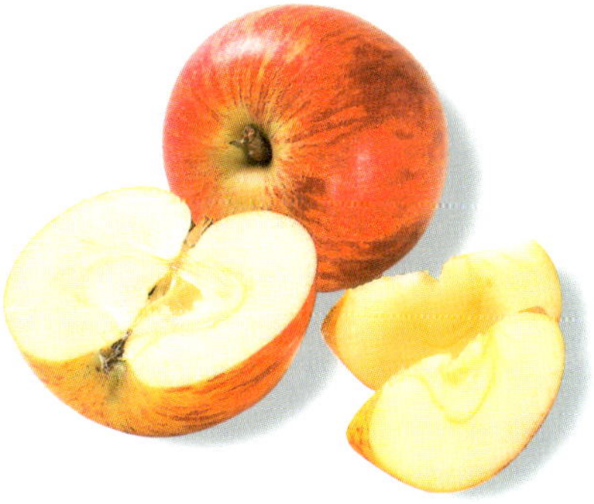

Müsli mit Hafer und Beeren

1 Portion enthält:
519 Kilokalorien
18 g Eiweiß
20 g Fett
66 g Kohlenhydrate
9 g Ballaststoffe

Zutaten für 2 Portionen:
8 EL grob geschroteter Hafer, 2 kleine saure Äpfel, 2 kleine Becher Naturjoghurt (3,5 % Fett), 1 Prise Zimt, 1 Tropfen Vanillearoma, 1 EL Zitronensaft, 1 EL Honig oder einige Tropfen Süßstoff, 2 EL Kürbiskerne, 50 g frisches oder TK-Beerenobst

Zubereitungszeit: etwa 10 Minuten, Foto rechts

- Haferschrot in abgekochtem Wasser einweichen und über Nacht zugedeckt im Kühlschrank ziehen lassen. Vor dem Zubereiten des Müslis das Wasser abseihen.
- Äpfel waschen, Kerngehäuse entfernen und die Äpfel grob raspeln.
- Äpfel mit Haferschrot, Joghurt, Zimt, Vanillearoma, Zitronensaft und Honig gründlich vermischen.
- Kürbiskerne trocken in einer Pfanne anrösten.
- Frische Beeren verlesen und falls nötig waschen. Alternativ tiefgekühlte Beeren auftauen lassen.
- Das Müsli mit Kürbiskernen und Beerenobst verzieren.

Tipp

Dieses Müsli deckt fast ein Drittel Ihres Ballaststoffbedarfs. Wenn die Verdauung richtig streikt, fügen Sie dem Müsli drei Esslöffel Haferkleie und einen Esslöffel Leinsamen sowie Milchzucker zu. Trinken Sie außerdem zwei Gläser Wasser mit jeweils einem Schnapsglas Pflaumensaft. Das macht auch den trägsten Darm wieder flott.

Variante

Haben Sie frische Pfefferminze oder Zitronenmelisse im Garten oder Balkonkasten? Schneiden Sie entweder gewaschene Zitronenmelisse oder Pfefferminze in feine Streifen und vermischen Sie sie mit dem Joghurt. Dann wird das Müsli zu einem besonderen Geschmackserlebnis.

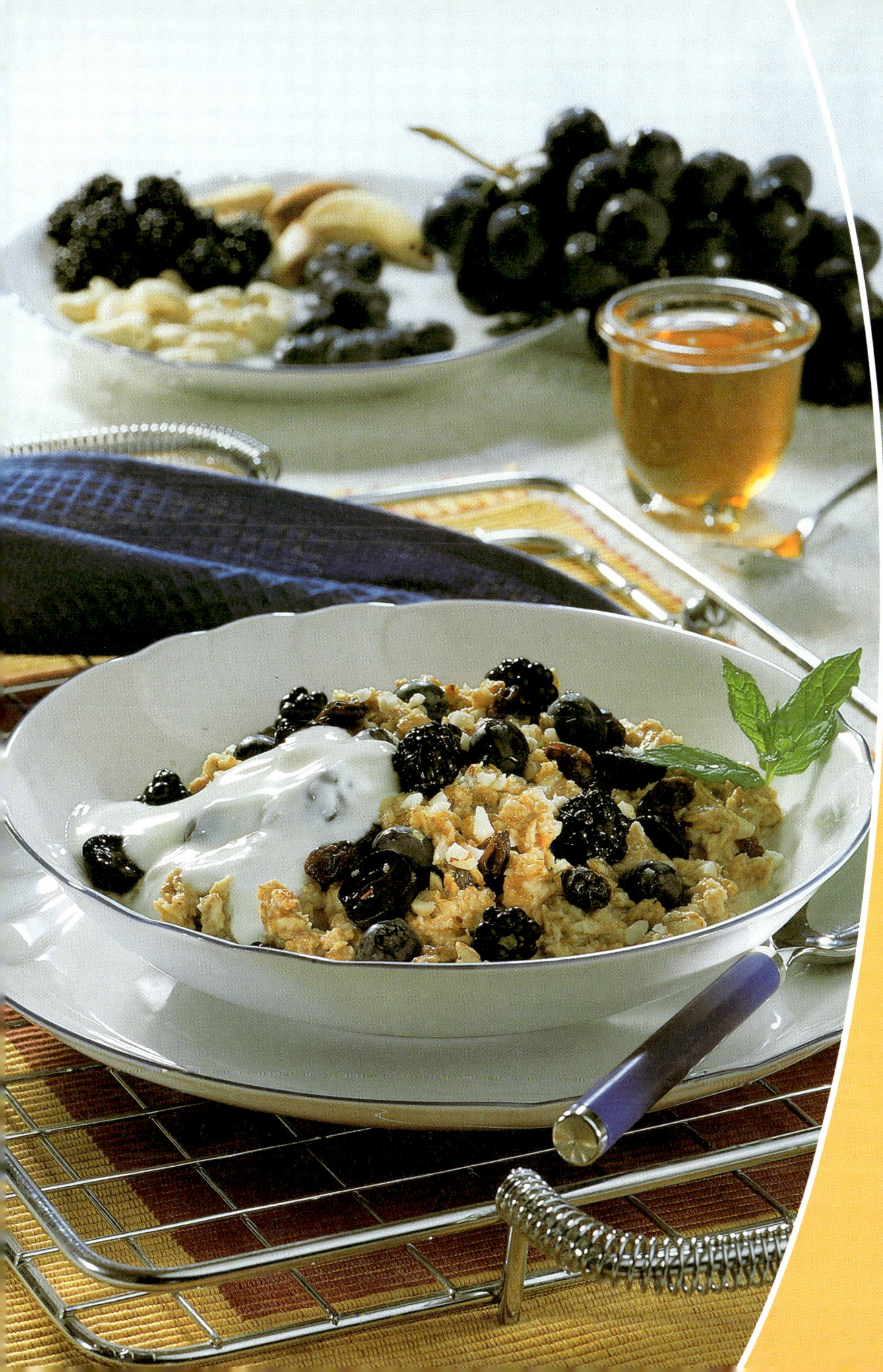

Hirsemüsli

1 Portion enthält:
427 Kilokalorien
9 g Eiweiß
19 g Fett
63 g Kohlenhydrate
6 g Ballaststoffe

Zutaten für 4 Portionen:
100 g Hirse, 2 gehäufte EL Rosinen, 4 EL Orangensaft, 1 EL Zitronensaft, 250 ml Milch (1,5 % Fett), 1 Prise Salz, 1 TL Honig, 20 g gehackte Mandeln, 1 EL Hirseflocken, 125 ml süße Sahne, 2 Äpfel, 2 Bananen, 20 g Sonnenblumenkerne

Zubereitungszeit: etwa 10 Minuten

- Hirse und Rosinen heiß abwaschen.
- 1 EL Rosinen mit den beiden Säften vermischen.
- Milch mit Hirse, 1 EL Rosinen, Salz und Honig zum Kochen bringen und dann zugedeckt 25 Minuten ausquellen lassen.
- Hirse abkühlen lassen. Mandeln und Hirseflocken unterrühren.
- Sahne halb steif schlagen und unterheben.
- Äpfel schälen, entkernen und würfeln.
- Bananen schälen und in Scheiben schneiden.
- Früchte mit der Saftmischung vermengen.
- Müsli auf Teller verteilen, Obst rundherum legen und mit Sonnenblumenkernen bestreuen.

Bananenschaum-Müsli

1 Portion enthält:
308 Kilokalorien
10 g Eiweiß
11 g Fett
52 g Kohlenhydrate
7 g Ballaststoffe

Zutaten für 4 Portionen:
100 g Haferflocken, 30 g Kokosflocken, 1 kleines Stück Ingwer, 2 Orangen, 2 Bananen, 500 g Dickmilch, Zucker oder Süßstoff, 1 Tropfen Vanillearoma, 1 Prise Zimt

Zubereitungszeit: etwa 10 Minuten

- Haferflocken und Kokosflocken in einer Pfanne ohne Fett kurz anrösten.
- Ingwer schälen und fein reiben.
- Orangen schälen und in Stücke schneiden. Mit Ingwer sowie Hafer- und Kokosflocken mischen.
- Bananen schälen und mit der Dickmilch pürieren. Nach Geschmack süßen und Vanillearoma sowie Zimt dazugeben. Dann kurz mit dem Pürierstab aufschlagen.
- Müslimischung auf Teller verteilen und mit der Bananenmilch übergießen.

Variante

Anstatt Bananen können Sie je nach Jahreszeit auch Erdbeeren, Himbeeren oder Orangenfilets verwenden.

Tipp

Ein ganz besonderes Aroma erhält das Müsli, wenn Sie noch einen Teelöffel Sesamsamen trocken anrösten und über das fertige Müsli streuen. Abschließend mit ein wenig Zitronensaft beträufeln und etwas Zimt darüber stäuben.

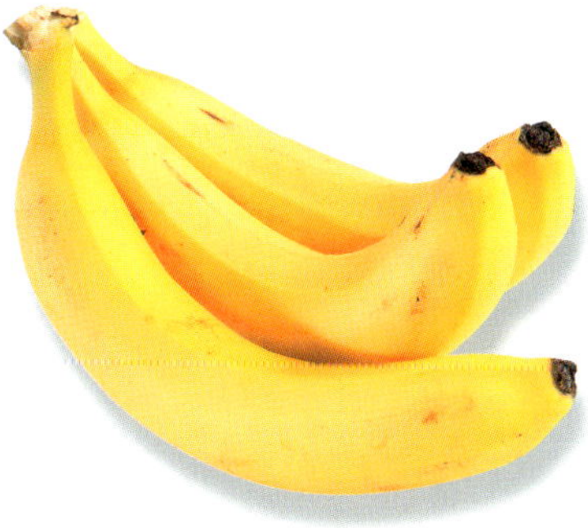

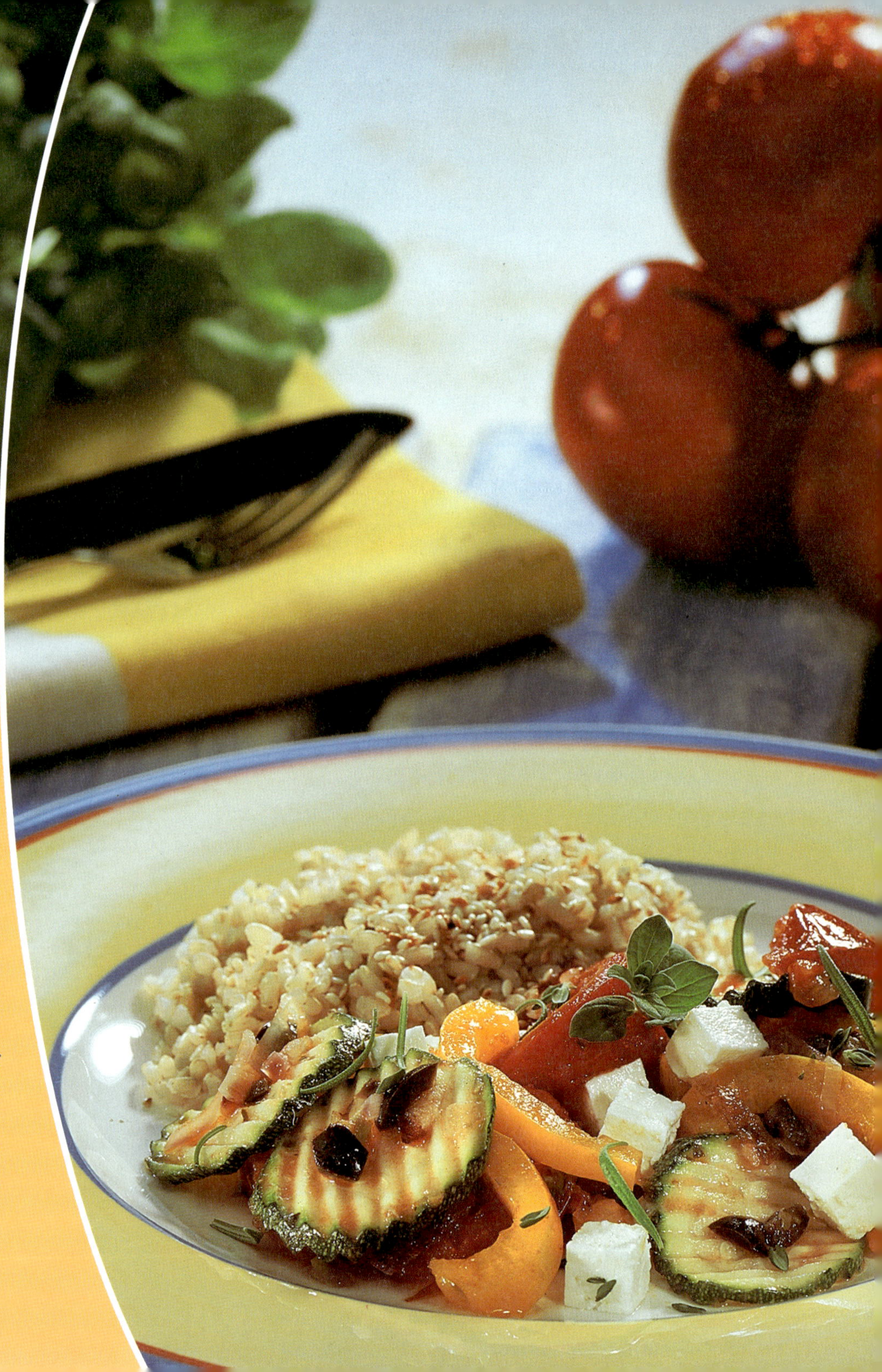

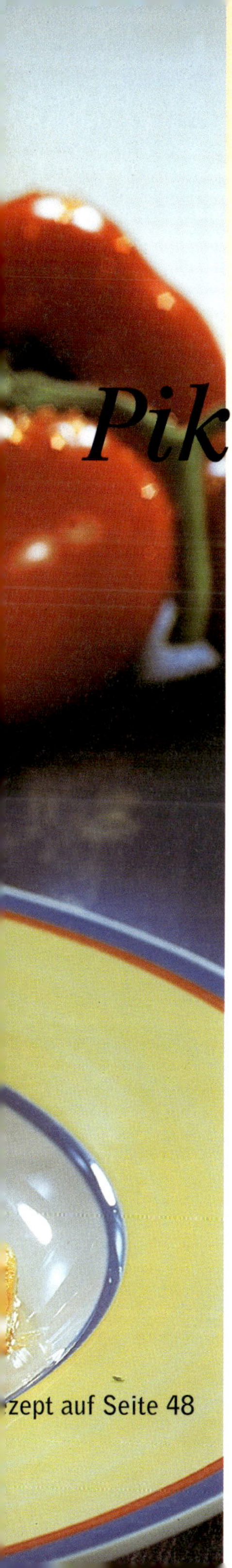

zept auf Seite 48

Pikante, kräftige Mittagessen

Hier finden Sie Gerichte, die weder das Kalorienkonto noch den Darm belasten. Genießen Sie unsere herzhaften Alternativen zu Fleisch. Besonders gut geeignet sind Hülsenfrüchte, denn sie zählen zu den wahren Ballaststoffbomben. Gemüse ist kalorienarm, sodass Sie immer reichlich zugreifen können. Ein leckeres vegetarisches Gericht ist eine wahre Vitamin-, Mineralstoff- und Ballaststoffbombe, die den Darm in Aktion hält. Nutzen Sie die farbliche und aromatische Vielfalt von Gemüsen, Salaten, Pilzen und frischen Kräutern sowie Gewürzen.

Gemüsepfanne mit Feta, Reis und Tomaten-Mozzarella-Salat

1 Portion enthält:
699 Kilokalorien
31 g Eiweiß
36 g Fett
62 g Kohlenhydrate
11 g Ballaststoffe

Zutaten für 2 Portionen:

Für die Gemüsepfanne:
1 kleiner Zucchino, 2 Tomaten, 1 gelbe Paprika, 2 schwarze Oliven, 1 grüne Olive, 1 TL Kapern, 1 Knoblauchzehe, 1 rote Zwiebel, 1 TL Olivenöl, etwas Balsamessig, 2 EL frischer Thymian, 2 Blätter Basilikum, 1 Bund Petersilie, 1 EL Schnittlauch, etwas Oregano, Salz, bunter Pfeffer, 50 g Feta

Für den Reis:
1 Tasse Naturreis, 2 Tassen Gemüsebrühe, 2 TL Sesamsamen, 2 TL frisch geriebener Parmesan

Für den Salat:
2 Tomaten, 2 EL Balsamessig, $^1/_2$ rote Zwiebel, 1 TL Olivenöl, Salz, bunter Pfeffer, Zucker oder Süßstoff, 3 dünne Scheiben Mozzarella, 1 EL Balsamessig, 1 EL Schnittlauch

Zubereitungszeit: etwa 30 Minuten, Foto Seite 46/47

- Für die Gemüsepfanne Zucchino, Tomaten und Paprika waschen, putzen und in mundgerechte Stücke teilen.
- Oliven, Kapern, Knoblauchzehe und Zwiebel grob hacken.
- Alles in heißem Olivenöl anbraten, einen Spritzer Balsamessig dazugeben. Die frisch gehackten Kräuter und Gewürze in die Pfanne geben und kurz dünsten.
- In Würfel geschnittenen Feta in die Pfanne geben, unterheben und leicht schmelzen lassen.
- Reis in Gemüsebrühe garen. Sesam in einer Pfanne trocken anrösten.
- Gekochten Reis mit Sesamsamen und Parmesan mischen.

- Für den Salat Tomaten waschen, in Scheiben schneiden und mit Balsamessig marinieren.
- Zwiebel schälen, in dünne Ringe schneiden, mit Olivenöl übergießen und kräftig mit Salz, Pfeffer und Zucker abschmecken.
- Mozzarella mit Schnittlauchröllchen überstreuen und mit dem Balsamessig übergießen.
- Alles 30 Minuten abgedeckt im Kühlschrank marinieren. Kurz vor dem Servieren die Zutaten miteinander vermischen.

Möhren-Kartoffel-Püree

1 Portion enthält:
163 Kilokalorien
5 g Eiweiß
5 g Fett
25 g Kohlenhydrate
6 g Ballaststoffe

Zutaten für 2 Portionen:
150 g Möhren, 250 g mehlig kochende Kartoffeln, 75 ml Milch (1,5 % Fett), 1 EL frischer Estragon, $^1/_2$ TL geriebener Meerrettich, 10 g Sonnenblumenmargarine, Pfeffer, Muskat, Salz

Zubereitungszeit: etwa 30 Minuten

- Möhren putzen und waschen, Kartoffeln waschen und schälen. Beide Gemüse in kleine Würfel schneiden.
- Einen Topf mit Wasser ausschwenken. Kartoffeln und Möhren hineinfüllen. Milch und etwas Wasser dazugießen, zum Kochen bringen und bei schwacher Hitze etwa 15 Minuten garen lassen.
- Kartoffeln und Möhren mit einem Pürierstab fein pürieren.
- Estragon waschen, die Blättchen von den Stängeln zupfen und fein schneiden.
- Estragon, Meerrettich und Margarine zum Püree geben und mit Pfeffer, Muskat und wenig Salz abschmecken.

Tipp

Muskat sollten Sie stets vorsichtig dosieren, meist genügt eine Prise davon. Die ganzen Nüsse werden am besten fest verschlossen in einem dunklen Gefäß aufbewahrt.

Pikante Puten-Gemüse-Pfanne

1 Portion enthält:
307 Kilokalorien
31 g Eiweiß
11 g Fett
22 g Kohlenhydrate
9 g Ballaststoffe

Zutaten für 2 Portionen:
1 EL Sojaöl, 2 kleine Putenschnitzel (à 100 g), 1 kleine Zwiebel, 1 Knoblauchzehe, 200 g Möhren, 200 g Broccoli, Gemüsebrühe, 1 EL saure Sahne, Salz, Pfeffer, 100 g Mais (TK oder Dose), fein gehackte Petersilie, fein gewiegter Majoran

Zubereitungszeit: etwa 20 Minuten

- Öl in einer Pfanne erhitzen und Putenschnitzel darin scharf anbraten. Fleisch aus der Pfanne nehmen und beiseite stellen.
- Zwiebel und Knoblauch schälen und fein würfeln, mit gewürfelten Möhren und Broccoliröschen im restlichen Bratfett andünsten. Mit wenig Gemüsebrühe bissfest garen.
- Saure Sahne hinzugeben und mit Salz und Pfeffer abschmecken.
- Putenfleisch in schmale Streifen schneiden, mit dem Mais zum Gemüse geben und erhitzen. Mit Petersilie und Majoran bestreuen.

Indischer Reisauflauf

1 Portion enthält:
436 Kilokalorien
24 g Eiweiß
17 g Fett
46 g Kohlenhydrate
3 g Ballaststoffe

Zutaten für 6 Portionen:
2 Tassen Vollkornreis, 4 Tassen Gemüsebrühe, 1 TL Paprikapulver, $^1/_2$ TL Koriander, 2 TL Curry, 400 g Putengeschnetzeltes, 15 g Sesamöl, 4 EL Mandelblättchen, 2 EL Sesamsamen, Salz, 1 Banane, 4 Scheiben Ananas, 4 halbe Pfirsiche, 30 g Diätmargarine, 30 g Mehl (Type 1050), 200 ml Ananassaft, 100 ml Wasser, 150 g saure Sahne, Zitronensaft, 1 Eigelb, 50 g Gouda

Zubereitungszeit: etwa 45 Minuten, Foto unten

- Reis in Gemüsebrühe garen. Mit je $^1/_2$ TL Paprika, Koriander und Curry würzen. In eine gefettete Auflaufform füllen.
- Putengeschnetzeltes in Öl anbraten, Mandeln und Sesam hinzufügen, und mit etwas Salz und $^1/_2$ TL Paprika würzen. Anschließend auf den Reis geben.
- Banane in Scheiben schneiden, Ananas und Pfirsiche in Stücke schneiden. Alles auf das Fleisch geben.
- Margarine, Mehl, Ananassaft und Wasser unter Rühren vorsichtig erhitzen. $1^1/_2$ TL Curry hinzufügen, saure Sahne nach dem Kochen unterrühren und mit einer Prise Salz und einem Spritzer Zitronensaft abschmecken.
- Sauce mit Eigelb legieren und über den Auflauf gießen.
- Käse fein reiben und über den Auflauf streuen. Im Backofen 20 Minuten bei 200 °C überbacken.

Variante

Anstatt der Pfirsiche können Sie ebenso Mandarinen verwenden.

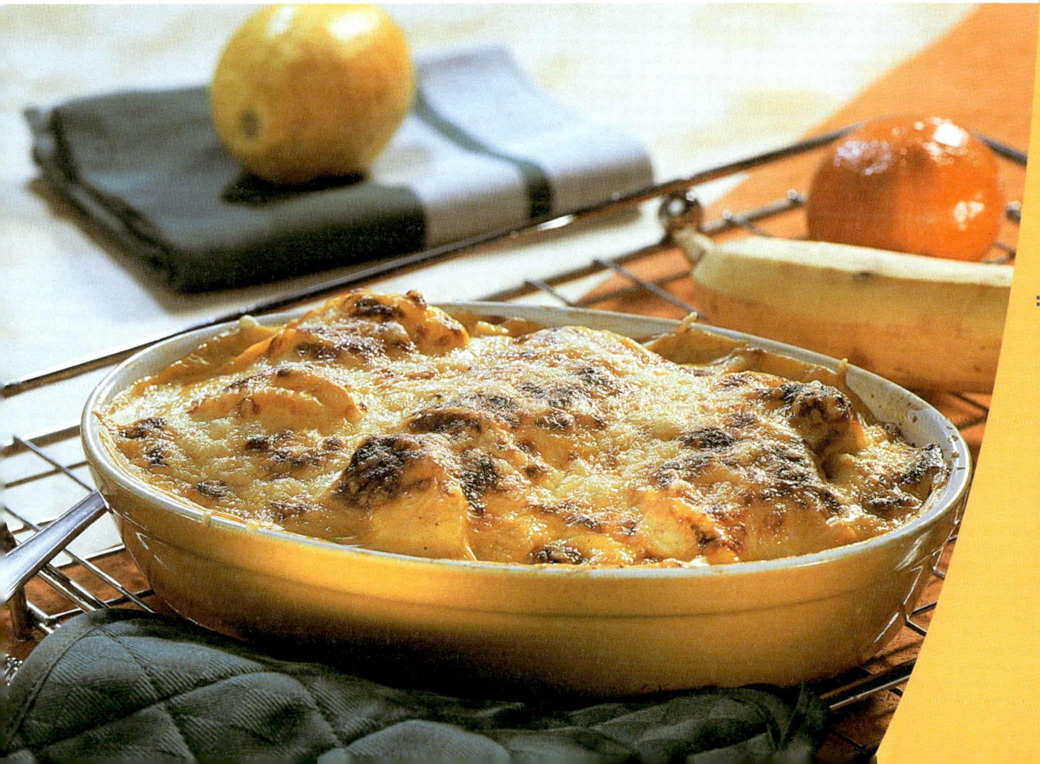

Weizengemüse auf Kerbelsauce

1 Portion enthält:
380 Kilokalorien
10 g Eiweiß
24 g Fett
53 g Kohlenhydrate
13 g Ballaststoffe

Zutaten für 4 Portionen:
200 g Weizenkörner, 3/8 l Wasser, Salz, 1 rote Zwiebel, 3 1/2 Möhren, 1 große Sellerieknolle, 2 Stangen Lauch, 40 g Diätmargarine, schwarzer Pfeffer, Muskatnuss, 2 Schalotten, 1 Tasse Gemüsebrühe, 1 Tasse süße Sahne, 2 Bund Kerbel, 100 g Spinat, Zitronensaft, 2 EL Schnittlauchröllchen

Zubereitungszeit: etwa 70 Minuten

- Weizenkörner in kaltem Wasser über Nacht abgedeckt im Kühlschrank ausquellen lassen, dann in einem Sieb abspülen.
- Wasser mit etwas Salz zum Kochen bringen und den Weizen darin bei mittlerer Hitze 1 Stunde garen.
- Zwiebel, Möhren, Sellerie und Lauch putzen, waschen und in feine Würfel bzw. Ringe schneiden.
- Bis auf den Lauch das Gemüse in 30 Gramm Margarine andünsten, mit Salz, Pfeffer und Muskat würzen. Alles zugedeckt bei milder Hitze 10 Minuten dünsten. Dann Lauch und abgetropften Weizen zugeben und weitere 5 Minuten garen.
- Schalotten pellen, fein würfeln und im restlichen Fett glasig dünsten. Brühe und Sahne zugießen und im offenen Topf 10 Minuten leicht cremig einkochen.
- Kerbel und Spinat waschen, verlesen und grob hacken, zur Sahne geben und pürieren. Mit Salz, Pfeffer und Muskat abschmecken, etwas Zitronensaft dazugeben und zusammen mit dem Weizengemüse servieren. Mit Schnittlauchröllchen bestreuen.

Tipp

Dazu passt ein frischer Obstsalat aus Orangenfilets, Weintrauben, Kiwischeiben, mit in Wasser und Rumaroma eingeweichten Rosinen und trocken angerösteten Mandelblättchen. Zwei Teelöffel Zitronensaft mit Zucker oder Süßstoff nach Belieben und etwas Traubensaft mischen und darüber geben.

Bunter Gemüseauflauf

1 Portion enthält:
362 Kilokalorien
25 g Eiweiß
19 g Fett
28 g Kohlenhydrate
5 g Ballaststoffe

Zutaten für 4 Portionen:
100 g Haferflocken, $^1/_4$ l Gemüsebrühe, 3–4 Zucchini, 200 g Auberginen, 250 g Champignons, 1 Zwiebel, 2 EL Sojaöl, 250 g Quark (Magerstufe), 1 Ei, Salz, schwarzer Pfeffer, Paprika edelsüß, $^1/_2$ Bund Petersilie, $^1/_2$ Bund Schnittlauch, 100 g geriebener Emmentaler (45 % F. i. Tr.)

Zubereitungszeit: etwa 45 Minuten

- Haferflocken in Gemüsebrühe einweichen, 15 Minuten quellen lassen und gut ausdrücken.
- Zucchini, Auberginen und Champignons putzen und in Scheiben schneiden.
- Zwiebel würfeln, im heißen Öl glasig dünsten. Gemüse zufügen, kurz mitdünsten und vom Herd nehmen.
- Quark und Ei verrühren, mit Salz, Pfeffer und Paprika pikant abschmecken. Den Quark mit der Zucchinimasse vermischen. Zuletzt Haferflocken und die fein geschnittenen Kräuter untermengen.
- Masse in eine mit Sojaöl eingefettete Auflaufform füllen und mit dem Käse bestreuen.
- Im vorgeheizten Backofen bei 200 °C 25 bis 30 Minuten backen.

Tipp

Dazu passen Knoblauchkartoffeln: Sie waschen kleine Kartoffeln und garen sie als Pellkartoffeln. Eine Auflaufform mit Olivenöl auspinseln und mit Knoblauchzehen sowie Kümmel ausstreuen. Mit den halbierten Kartoffeln füllen. Im vorgeheizten Backofen bei 200 °C etwa 10 Minuten backen und 5 Minuten vor dem Ende der Backzeit mit einem Esslöffel frisch geriebenem Parmesan überstreuen.

Artischockensalat mit gratiniertem Ziegenkäse

1 Portion enthält:
225 Kilokalorien
7 g Eiweiß
19 g Fett
6 g Kohlenhydrate
13 g Ballaststoffe

Zutaten für 4 Portionen:
4 große Artischocken, Zitronenwasser, 2 l Wasser, Salz, 2 EL Zitronensaft, je 1 rote, gelbe und grüne Paprika, 2 Schalotten, 1 Knoblauchzehe, 3 EL Himbeeressig, 4 EL Olivenöl, grob gemörserter rosa und grüner Pfeffer, fein gemahlener weißer Pfeffer, 1 Prise Zucker oder etwas Süßstoff, 3 EL Sesamsamen, 80 g Ziegenkäse, 5 Tropfen Basilico-Öl, 1/2 Bund Schnittlauch, 2 Stängel Petersilie

Zubereitungszeit: etwa 30 Minuten, Foto rechts

- Artischocken waschen, Stiele abbrechen. Um zwei Drittel stutzen und äußere Blätter um den Blütenboden entfernen. Blattansätze und harte Stellen am Rand und an der Bodenunterseite abschälen. »Heu« entfernen und jeden Boden sofort in Zitronenwasser legen.
- Wasser, Salz und Zitronensaft aufkochen, Artischockenböden hineingeben und 8 bis 10 Minuten in leicht siedendem Wasser garen. Böden herausnehmen und mit Eiswasser abschrecken.
- Paprika halbieren, putzen, waschen und in Streifen schneiden. Schalotten und Knoblauchzehe abziehen und sehr fein würfeln. Artischockenböden halbieren, quer in Streifen schneiden, mit Paprikastreifen mischen und in einer flachen Schüssel anrichten.
- Himbeeressig, Olivenöl, Schalotten, Knoblauch, 1 Prise Salz, Pfeffer und Zucker verrühren und über den Salat geben. Abgedeckt im Kühlschrank 1 bis 2 Stunden marinieren.
- Sesam in einer Pfanne trocken anrösten.
- Ziegenkäse in Streifen schneiden, im Sesam wälzen und in eine feuerfeste Form geben. Unter dem Grill (mittlere Schiene) 7 bis 8 Minuten grillen, bis der Käse leicht bräunt und zerläuft.
- Käse mit dem Salat anrichten, Salat mit Basilico-Öl beträufeln.
- Schnittlauch und Petersilie waschen, trockentupfen und fein schneiden. Salat mit den Kräutern bestreut sofort servieren.

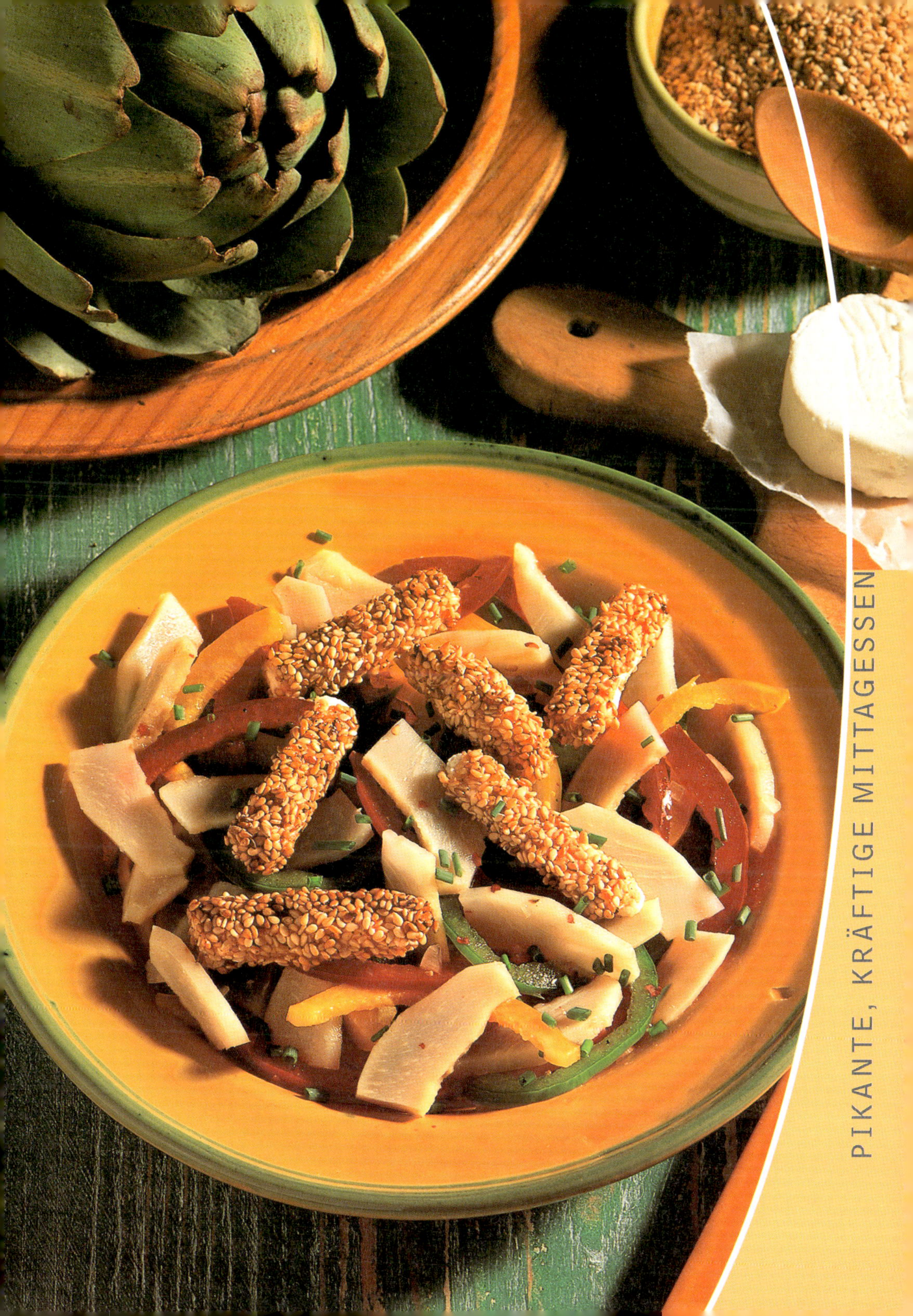

Grünkern mit Möhren und Erbsen

1 Portion enthält:
560 Kilokalorien
18 g Eiweiß
31 g Fett
52 g Kohlenhydrate
14 g Ballaststoffe

Zutaten für 1 Portion:
1 Tasse Gemüsebrühe, 1 Tasse Milch (1,5 % Fett), 40 g Grünkernschrot, 1 Prise Muskat, Salz, 2 kleine Möhren, 100 g TK-Erbsen, 1 Hand voll frische Kräuter (Petersilie, Schnittlauch, Dill, Sauerampfer), 1 EL Rapsöl, Cayennepfeffer, 2 EL Crème fraîche

Zubereitungszeit: etwa 30 Minuten

- Gemüsebrühe mit Milch zum Kochen bringen, Grünkernschrot einrieseln lassen. Mit Muskat und etwas Salz würzen. Gut durchrühren, dann bei schwacher Hitze 15 bis 20 Minuten ausquellen lassen.
- In der Zwischenzeit Möhren putzen und in feine Scheiben schneiden.
- Erbsen auftauen.
- Kräuter waschen und hacken.
- Öl in der Pfanne erhitzen und Erbsen mit den Möhren etwa 5 Minuten unter ständigem Rühren sanft braten. Mit wenig Cayennepfeffer abschmecken.
- Kräuter und Gemüse mit dem fertigen Grünkern mischen und Crème fraîche unterziehen.

Tipp

Dazu passt ein frischer Blattsalat mit einem heißen Nuss-Speck-Dressing. Versuchen Sie beispielsweise Rucola mit Walnussöl-Himbeeressig-Dressing. Dazu Speck sehr fein würfeln, kurz trocken anbraten, gehackte Nüsse darüber geben und die Pfanne vom Feuer nehmen. Mit Salz, Pfeffer und etwas Zucker oder Süßstoff abschmecken. Mit einem Esslöffel Gemüsebrühe ablöschen, Essig und Öl dazugeben, wieder auf den Herd stellen und kurz einkochen lassen. Den zerpflückten Salat im Dressing marinieren.

Pikanter Kartoffeltopf

1 Portion enthält:
440 Kilokalorien
18 g Eiweiß
17 g Fett
52 g Kohlenhydrate
9 g Ballaststoffe

Zutaten für 1 Portion:
4 kleine Kartoffeln (200 g), Salz, 3 Knoblauchzehen, 3 dünne Scheiben roher Schinken (30 g), 1 kleine Gemüsezwiebel, 1 EL Olivenöl, 2 EL frische Kräuter (z. B. Petersilie, Schnittlauch, Dill, Oregano), 3 EL Tomatenmark, 3 EL Joghurt (0,1 % Fett), bunter Pfeffer, Muskat

Zubereitungszeit: etwa 30 Minuten

- Kartoffeln gründlich waschen, als Pellkartoffeln mit einer Prise Salz und einer geschälten Knoblauchzehe garen. Kartoffeln abgießen und mit Schale in mundgerechte Stücke schneiden.
- Schinken in feine Streifen schneiden. Zwiebel schälen und grob würfeln, zwei Knoblauchzehen schälen und grob hacken.
- Öl in der Pfanne erhitzen und Schinken, Zwiebel und Knoblauch kräftig anbraten.
- Kräuter waschen, trockentupfen, hacken und in die Pfanne geben.
- Kartoffelstücke dazugeben, kurz anbraten. Tomatenmark und Joghurt dazugeben. Mit Salz, Pfeffer und Muskat würzen.
- Dazu passt ein Eisbergsalat mit Joghurtdressing und Mandarinen.

Variante

Nach dem Würzen die Masse in eine mit Olivenöl gefettete Auflaufform füllen, mit frisch geriebenem Parmesankäse bestreuen und im vorgeheizten Backofen überbacken.

Tipp

Anstatt Tomatenmark können Sie auch Tomatenketchup hinzufügen. Eine besonders würzige Note verleihen Sie der Kartoffelpfanne, wenn Sie Senf oder Meerrettich verwenden.

Ofenkartoffeln à la Kreta

1 Portion enthält:
293 Kilokalorien
14 g Eiweiß
11 g Fett
37 g Kohlenhydrate
8 g Ballaststoffe

Zutaten für 1 Portion:
2 Kartoffeln, 1 Fleischtomate, 1 Knoblauchzehe, 1 TL Olivenöl, 1 TL Balsamessig, 1 EL frisch gehacktes Basilikum, Salz, bunter Pfeffer, 1 Prise Muskat, etwas frischer Thymian, 30 g Edamer (30 % F. i. Tr.)

Zubereitungszeit: etwa 35 Minuten

- Kartoffeln garen, pellen und halbieren. Tomate einritzen, überbrühen, enthäuten und würfeln. Knoblauchzehe zerdrücken.
- Kartoffelhälften mit einem Löffel etwas aushöhlen. Die Kartoffelmasse mit Tomatenwürfeln, Knoblauch, Öl, Essig und Basilikum mischen und mit Salz, Pfeffer, Muskat und Thymian würzen.
- Masse in die Hälften füllen, Käse darüber geben und im vorgeheizten Backofen bei 200 °C überbacken, bis der Käse zerlaufen ist.

Sechskornklöße mit Spitzkohl und Pilzsauce

1 Portion enthält:
432 Kilokalorien
18 g Eiweiß
27 g Fett
41 g Kohlenhydrate
8 g Ballaststoffe

Zutaten für 4 Portionen:

Für die Klöße:
2 Tassen Gemüsebrühe, 50 g Diätmargarine, 150 g Sechskornschrot, 4 Eier, Salz

Für den Kohl:
500 g Spitzkohl, 2 TL Walnussöl, Salz, schwarzer Pfeffer, Kümmel

Für die Sauce:
400 g Champignons, 1 Knoblauchzehe, 10 g Diätmargarine, 1 Glas Milch (3,5 % Fett), 200 g Gorgonzola, Salz, Pfeffer, Muskat, frische Petersilie

Zubereitungszeit: etwa 35 Minuten, Foto unten

- Gemüsebrühe mit Margarine aufkochen, Schrot auf einmal hineingeben und so lange rühren, bis sich ein Kloß gebildet hat. Topf vom Herd nehmen. Dann nach und nach die Eier unter den Kloß arbeiten.
- Mit zwei Esslöffeln kleine Klöße abstechen und in heißem Salzwasser 5 Minuten ziehen lassen.
- Spitzkohl putzen, waschen und in Streifen schneiden. Im erhitzten Walnussöl andünsten, mit Salz, Pfeffer und Kümmel abschmecken und bissfest garen.
- Für die Sauce die Champignons putzen, blättrig schneiden und zusammen mit der geschälten Knoblauchzehe in Margarine andünsten. Mit Milch ablöschen, Gorgonzola zufügen und verkochen lassen. Mit Salz, Pfeffer und Muskat abschmecken.
- Spitzkohl auf Tellern anrichten, Klöße darauf setzen, Sauce darüber verteilen und mit Petersilie bestreuen.

Tipp

Wenn Sie den Geschmack von Knoblauch wünschen, aber keinen Knoblauch essen möchten, nehmen Sie die geschälte Knoblauchzehe aus der Sauce wieder heraus. Ein leichtes Knoblaucharoma erhalten Sie, wenn Sie lediglich die Pfanne mit der Knoblauchzehe ausreiben.

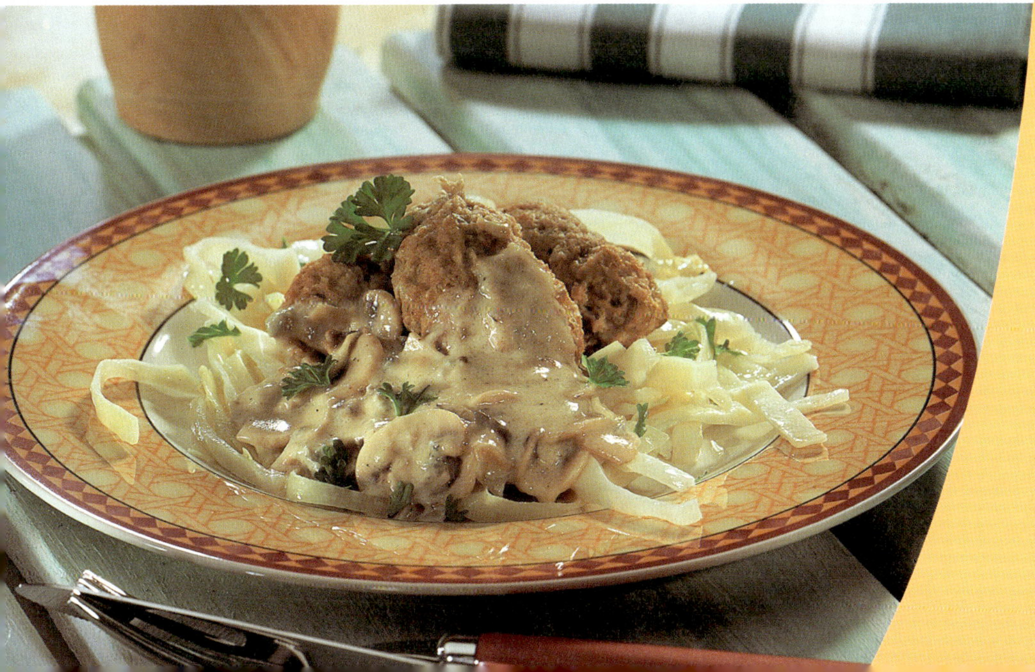

Gefüllte Zucchini

1 Portion enthält:
489 Kilokalorien
26 g Eiweiß
18 g Fett
70 g Kohlenhydrate
12 g Ballaststoffe

Zutaten für 4 Portionen:
300 g Weizenschrot, 600 ml Gemüsebrühe, 1 Zwiebel, 2–3 Möhren, 1 Knoblauchzehe, 1 Bund Petersilie, 4 kleinere Zucchini (500 g), 200 g geriebener Gouda, Salz, Pfeffer, Paprika, 4 große Tomaten, Thymian, Basilikum, $^1/_2$ TL Olivenöl

Zubereitungszeit: etwa 60 Minuten

- Schrot in der Gemüsebrühe 20 Minuten garen. Fertige Masse auskühlen lassen.
- Geschälte Zwiebel fein würfeln. Möhren schälen und raspeln. Knoblauchzehe abziehen und zerdrücken. Petersilie waschen und fein hacken.
- Zucchini waschen, halbieren und etwas aushöhlen. Zucchinifleisch klein schneiden.
- Das Gemüse und den Käse unter die Getreidemasse geben, mit Salz, Pfeffer und Paprika pikant abschmecken. Zucchinihälften mit der Masse füllen.
- Tomaten einritzen, kurz mit kochendem Wasser überbrühen und häuten. In Würfel schneiden und mit Salz, Pfeffer, Thymian und Basilikum würzen.
- Tomatenmasse in eine mit Olivenöl gefettete Auflaufform füllen. Zucchini darauf setzen und bei geschlossenem Deckel 30 bis 40 Minuten bei 220 °C im Backofen garen.

Variante

Anstatt Zucchini können Sie auch Auberginen verwenden. Das richtige mediterrane Aroma erhalten Sie, wenn Sie einige schwarze und grüne Oliven fein würfeln und zur Füllmasse dazugeben.

Tipp

Lassen Sie sich den Weizen frisch im Reformhaus mahlen. Wenn Sie keinen Schrot verwenden möchten, können Sie auch ganze Weizenkörner oder Vollkornreis verwenden.

Getreideküchlein mit Käsesauce

1 Portion enthält:
1126 Kilokalorien
534 g Eiweiß
29 g Fett
47 g Kohlenhydrate
6 g Ballaststoffe

Zutaten für 2 Portionen:

Für die Küchlein:
$^1/_4$ l Milch (1,5 % Fett), 100 g geschroteter Dinkel, $^1/_2$ Gemüsebrühwürfel, 1 kleine Zwiebel, 1 TL Diätmargarine, 1 Ei, Salz, schwarzer Pfeffer, 1 Prise Muskat, 1 EL Sonnenblumenöl

Für die Käsesauce:
2 Schalotten, 1 Knoblauchzehe, $^1/_2$ EL Diätmargarine, 1 EL Mehl, $^1/_8$ l Milch (1,5 % Fett), 100 g Brie (45 % F. i. Tr.), 2–3 EL Kräuter, Salz, weißer Pfeffer, 1 Prise Zucker, 1 Prise Muskat, 2 EL Apfelsaft

Zubereitungszeit: etwa 30 Minuten

- Milch erhitzen. Dinkel und Brühwürfel darin aufkochen und etwa 15 Minuten ausquellen lassen.
- Zwiebel schälen, hacken, in Margarine anbraten und mit dem Ei in den Getreidebrei rühren, mit Salz, Pfeffer und Muskat würzen.
- Öl in einer Pfanne erhitzen. Mit einem Esslöffel Teighäufchen in die Pfanne setzen. Häufchen flach drücken, sodass sie gerade fingerdick sind, und von beiden Seiten goldbraun braten.
- Schalotten schälen und fein würfeln. Knoblauch sehr fein hacken oder durch die Knoblauchpresse drücken. Margarine erhitzen, Schalotten und Knoblauch darin etwa 5 Minuten glasig dünsten. Mehl darüber stäuben und Milch aufgießen.
- Vom Käse sparsam die Rinde entfernen. Käse zerkleinern und in die Sauce geben. Dabei ständig rühren.
- Kräuter in die Sauce geben und mit Salz, Pfeffer, Zucker und Muskat abschmecken. Mit etwas Apfelsaft verfeinern.

Erbsensuppe mit Croûtons

1 Portion enthält:
505 Kilokalorien
26 g Eiweiß
12 g Fett
78 g Kohlenhydrate
22 g Ballaststoffe

Zutaten für 1 Portion:
1 Kartoffel, 200 g TK-Erbsen, $1^1/_2$ Möhren, $1^1/_2$ Tassen Gemüsebrühe, 1 Scheibe Weizenvollkornbrot, 2 Zwiebeln, 2 TL Diätmargarine, Salz, schwarzer Pfeffer, 1 EL saure Sahne, $^1/_2$ TL Majoran, etwas Liebstöckel, etwas frische Petersilie

Zubereitungszeit: etwa 20 Minuten

- Kartoffel schälen, würfeln und in einen Topf geben. 2 EL Erbsen zurückbehalten, restliche Erbsen und Gemüsebrühe zu den Kartoffeln geben. Zugedeckt einmal aufkochen lassen und in etwa 10 Minuten bei schwacher Hitze gar kochen.
- Brot würfeln, Zwiebeln schälen und in Ringe schneiden.
- Eine beschichtete Pfanne erhitzen, Brotwürfel ohne Fett rösten, bis sie knusprig sind.
- Zwiebeln und Fett hinzufügen, mit Salz und Pfeffer würzen und bei mittlerer Hitze unter Rühren glasig dünsten. Anschließend die Pfanne beiseite stellen.
- Wenn die Kartoffelwürfel weich sind, saure Sahne zugeben und mit dem Pürierstab zu einer Suppe glatt rühren. Mit Majoran, Liebstöckel, Salz und Pfeffer abschmecken.
- Zurückbehaltene Erbsen unterheben. Suppe anrichten, Croûtons und Zwiebelringe darauf verteilen. Mit Petersilie dekorieren.

Tipp

Dazu passt ein frisch aufgebackenes Vollkornbrötchen.

Variante

Anstatt der Erbsen können Sie Möhren oder Sellerie verwenden. Zur »Küstenspezialität« wird die Suppe mit einigen Krabben oder Scampi, die am Schluss zur pürierten Suppe gegeben werden. Dann ersetzen Sie die Petersilie durch Dill und geben noch etwas Zitronensaft hinzu.

Frühlingssuppe

1 Portion enthält:
273 Kilokalorien
9 g Eiweiß
16 g Fett
33 g Kohlenhydrate
7 g Ballaststoffe

Zutaten für 4 Portionen:
1 Bund Frühlingszwiebeln, 1 Kohlrabi, $1^1/_2$ Möhren, 300 g Wirsing, 40 g Diätmargarine, 1 l Gemüsebrühe, 150 g TK-Erbsen, 100 g Grünkern, 2 EL Crème fraîche, Salz, weißer Pfeffer, 1 Prise Paprika edelsüß, Muskat, Kümmel, 4 EL gehackte Petersilie, 2 EL gehackter Schnittlauch

Zubereitungszeit: etwa 35 Minuten

- Frühlingszwiebeln putzen, waschen und in Ringe schneiden. Kohlrabi und Möhren schälen und in Streifen schneiden. Wirsing putzen, waschen und in Streifen schneiden.
- Gemüse in Margarine kurz andünsten und mit Gemüsebrühe auffüllen, anschließend zum Kochen bringen. Erbsen und Grünkern hineingeben und zugedeckt 20 bis 30 Minuten bei mittlerer Hitze garen.
- Suppe mit Crème fraîche verfeinern und mit Salz, Pfeffer, Paprika, Muskat und Kümmel abschmecken. Mit Petersilie und Schnittlauch bestreut servieren.

Variante

Crème fraîche können Sie durch Schmand oder saure Sahne ersetzen. Eine besondere Note geben Sie der Suppe, wenn Sie zum Andünsten des Gemüses Kürbiskernöl verwenden.

Tipp

Zu einer Suppe passt ein Brötchen immer gut. Um dem Darm genügend Arbeit zu geben, sollten Sie ein Vollkornbrötchen wählen. Das Vollkornbrötchen aufschneiden, einige Tropfen Olivenöl darauf geben, frische Kräuter und etwas Knoblauch darüber geben und die Brötchenhälften kurz im vorgeheizten Backofen grillen.

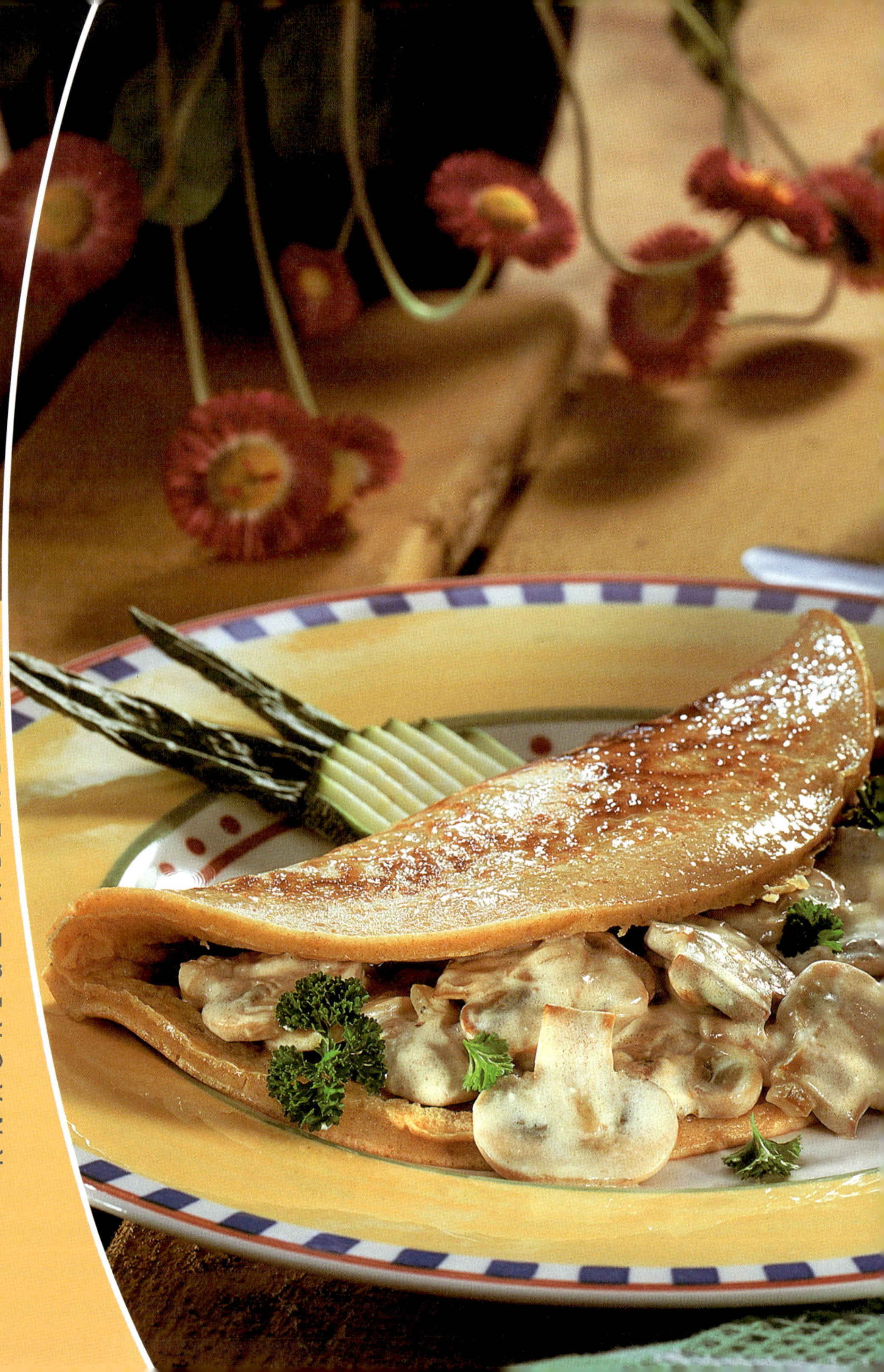

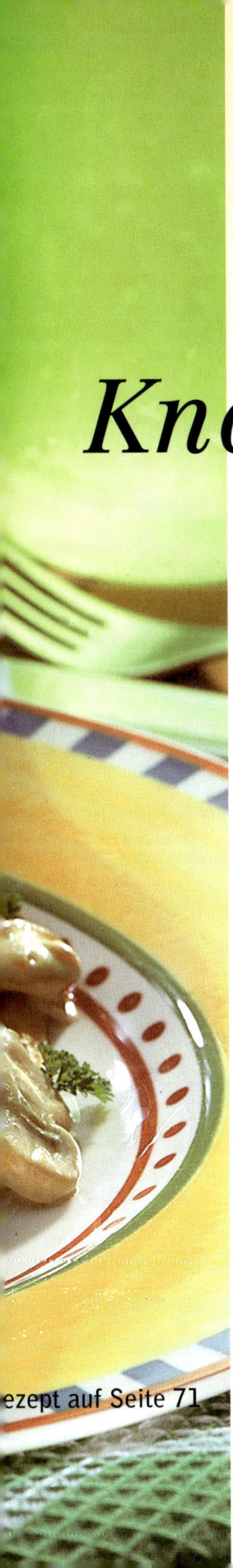

ezept auf Seite 71

Knackige Abendessen

Ein gutes Abendessen rundet einen erfolgreichen Tag erst richtig ab. Probieren Sie doch einmal selbst zubereitete Aufstriche und Pasten, die sich auch als Dip für Gemüse oder Pellkartoffeln eignen. Zum getoasteten Vollkornbrot oder -brötchen passt bestens ein frischer Salat, Rohkostteller oder ein Gazpacho. Die enthaltenen Ballaststoffe sorgen für eine angenehme und lang anhaltende Sättigung und bringen Schwung in den Darm. Trinken Sie abends ausreichend, um den Stoffwechsel optimal zu unterstützen.

Sesamstangen mit Käsedip

1 Sesamstange mit Dip enthält:
114 Kilokalorien
4 g Eiweiß
6 g Fett
12 g Kohlenhydrate
3 g Ballaststoffe

Zutaten für 30 Sesamstangen:
$1\frac{1}{2}$ Gläser Buttermilch, 1 Würfel Hefe, 100 g Sesamsamen, 350 g Weizenvollkornmehl, 150 g Roggenmehl (Type 1150), 1 TL Salz, 100 g Diätmargarine

Für den Käsedip:
125 g Magerquark, 100 g Frischkäse (Rahmstufe), 3 EL frische Kräuter (Schnittlauch, Petersilie, Dill), Salz, Pfeffer, Paprika

Zubereitungszeit: etwa 25 Minuten

- Buttermilch mit Hefe verrühren. Die Hälfte des Sesams, Mehl, Salz und Fett dazugeben und alles miteinander verkneten.
- Aus dem Teig 30 kurze Stangen formen, mit etwas Buttermilch einstreichen und im restlichen Sesam wälzen.
- Sesamstangen im vorgeheizten Backofen bei 220 °C etwa 15 Minuten backen.
- Für den Dip Magerquark mit Frischkäse verrühren.
- Kräuter waschen, fein hacken und unterrühren. Mit Salz, Pfeffer und Paprika abschmecken.

Variante

Der Käsedip schmeckt ausgezeichnet zu den Sesamstangen oder zu frischem Salat und Gemüse wie z. B. Möhren, Gurken, Kohlrabi, Radieschen.

Tipp

Dill können Sie leicht einfrieren. Waschen und trocknen Sie die Stängel, die Sie anschließend zusammenbinden und locker in einem Gefrierbeutel einfrieren. Den gefrorenen Bund klopfen Sie vorsichtig auf die Arbeitsfläche. Die abgefallenen Dillspitzen füllen Sie in eine kleine Dose und frieren sie wieder ein.

Quarkbrötchen mit Obatzda

1 Brötchen mit Obatzda enthält:
184 Kilokalorien
12 g Eiweiß
7 g Fett
19 g Kohlenhydrate
3 g Ballaststoffe

Zutaten für 18 Brötchen:
500 g Weizenvollkornmehl, 1 TL Salz, 2 TL Backpulver, 500 g Quark (20 % F. i. Tr.), 2 Eier, 1½ EL Olivenöl

Für den Obatzda:
1 reifer Camembert (45 % F. i. Tr.), 3 Zwiebeln, 250 g Magerquark, Kräutersalz, Pfeffer, Paprika edelsüß, Kümmel

Zubereitungszeit: etwa 50 Minuten

- Für die Brötchen alle Zutaten gründlich miteinander mischen und gut durchkneten.
- Golfballgroße Kugeln formen, auf ein Backblech mit Backpapier legen und kreuzweise einschneiden.
- Im vorgeheizten Backofen bei 200 °C etwa 40 Minuten backen.
- Camembert mit einer Gabel zerdrücken.
- Zwiebeln schälen und fein würfeln.
- Camembert mit Quark und Zwiebeln vermischen und mit Salz, Pfeffer, Paprika und Kümmel pikant abschmecken.

Variante

Zum Obatzda passen nicht nur die Quarkbrötchen, sondern auch die Sesamstangen. Sie können dazu auch das Kräuter-Buttermilch-Brot oder das Vollkornbrot reichen. Die zugehörigen Rezepte finden Sie auf Seite 38 und 39.

Tipp

Kräutersalz können Sie ganz einfach selbst herstellen: Sie zerreiben getrocknete Kräuter und mischen sie mit der halben Menge Salz. In einem Glas, das dicht verschlossen ist, kann das Kräutersalz lange aufbewahrt werden.

Sauerkrautsuppe

1 Portion enthält:
370 Kilokalorien
22 g Eiweiß
27 g Fett
13 g Kohlenhydrate
4 g Ballaststoffe

Zutaten für 4 Portionen:
80 g Räucherspeck, 300 g Rindergehacktes, 1 große Gemüsezwiebel, je $^1/_2$ rote und grüne Paprika, 1 große Gewürzgurke, 250 g Sauerkraut, 1 kleine Tomate, 50 g Tomatenmark, Salz, Pfeffer, Paprika edelsüß, 1 l Gemüsebrühe, 100 g saure Sahne, 1 zerdrückte Knoblauchzehe, gemahlener Kümmel

Zubereitungszeit: etwa 50 Minuten

- Speck würfeln und auslassen. Rindergehacktes darin anbraten.
- Zwiebel schälen und grob würfeln. Paprika waschen, putzen und würfeln, Gewürzgurke würfeln. Alle Würfel mit dem Sauerkraut zum Fleisch geben, kurz andünsten.
- Klein geschnittene Tomate und Tomatenmark zugeben, mit Salz, Pfeffer und Paprika würzen, mit Brühe auffüllen und etwa 40 Minuten sanft köcheln lassen.
- Sahne und Knoblauch verrühren und mit Salz, Pfeffer, Paprika und Kümmel abschmecken und zur Suppe reichen.

Minestrone mit Grünkern

1 Portion enthält:
191 Kilokalorien
8 g Eiweiß
5 g Fett
28 g Kohlenhydrate
8 g Ballaststoffe

Zutaten für 4 Portionen:
Je $^1/_2$ kleine weiße und rote Zwiebel, 1 Knoblauchzehe, 1 EL Olivenöl, 1 Möhre, 50 g Sellerie, 100 g Zucchini, 150 g frische Erbsen, 75 g grüne Bohnen, 750 ml Gemüsebrühe, 100 g Grünkern, Salz, schwarzer Pfeffer, 1 Stängel frischer Thymian, 2 Blatt Basilikum, 2 Fleischtomaten, $^1/_2$ Bund grob gehackte Petersilie, 25 g frisch geriebener Parmesan

Zubereitungszeit: etwa 40 Minuten, Foto unten

- Zwiebeln und Knoblauch schälen und klein schneiden. In einem großen Topf im Öl glasig dünsten.
- Alle Gemüse säubern bzw. bis auf die Zucchini schälen. Möhren, Sellerie und Zucchini in feine Scheiben schneiden, in den Topf geben und leicht anbraten.
- Mit Gemüsebrühe aufgießen und alles zum Kochen bringen. Dann 10 Minuten bei mittlerer Hitze köcheln lassen.
- Erbsen, Bohnen und Grünkern zufügen, mit Salz und Pfeffer abschmecken. Thymian und Basilikum dazugeben und weitere 20 Minuten leicht köcheln lassen, bis das Gemüse gar ist. Thymian und Basilikum herausnehmen.
- Tomaten würfeln und kurz mitkochen, nochmals mit Salz und Pfeffer abschmecken. Mit Petersilie und Parmesan bestreuen.

Tipp

Dazu passt frisch getoasteten Vollkorntoast mit selbst gemachter Schnittlauch-Dijonsenf-Butter.

Variante

Anstatt geschroteten Grünkern können Sie auch Vollkornnudeln in die Minestrone geben.

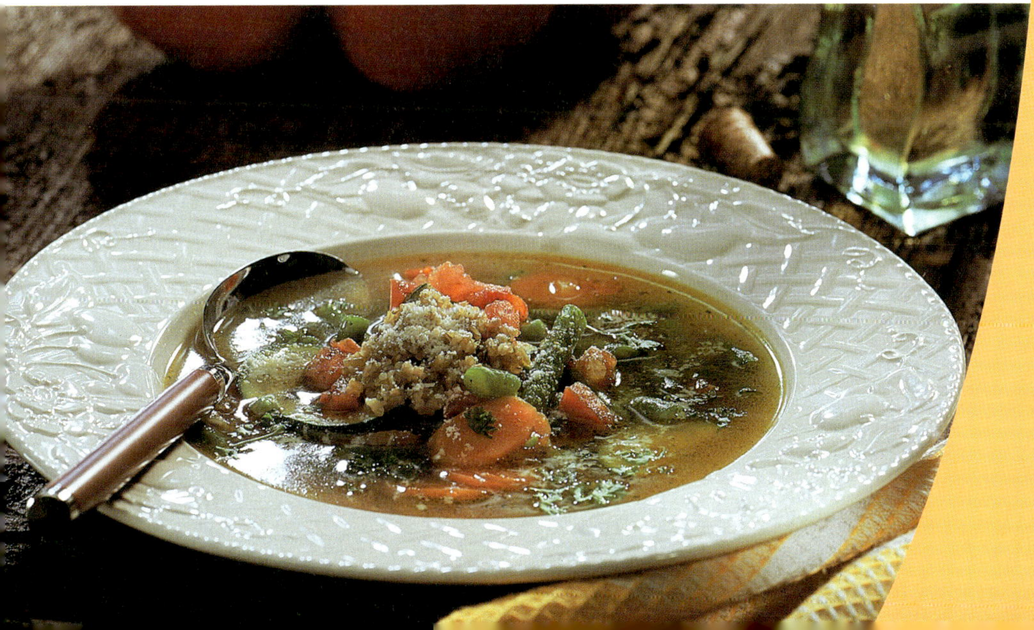

Chinakohl in Orangensauce

1 Portion enthält:
84 Kilokalorien
4 g Eiweiß
3 g Fett
10 g Kohlenhydrate
4 g Ballaststoffe

Zutaten für 2 Portionen:
1 EL Zitronensaft, 1 Prise Salz, 50 g Naturjoghurt (1,5 % Fett), etwas frisch geriebener Meerrettich, frisch gehackte Petersilie, schwarzer Pfeffer, 1 EL Pinien- oder Sonnenblumenkerne, 1 große Orange, 200 g Chinakohl

Zubereitungszeit: etwa 25 Minuten

- Zitronensaft mit Salz vermischen, Joghurt, Meerrettich und Petersilie unterrühren und mit Pfeffer abschmecken.
- Pinien- oder Sonnenblumenkerne ohne Fett in einer Pfanne leicht anrösten.
- Orange schälen und filetieren, den dabei austretenden Saft unter die Sauce mischen.
- Chinakohl in sehr feine Streifen schneiden, mit den Orangenfilets mischen und in zwei Schälchen anrichten.
- Die Sauce über den Salat geben und mit den gerösteten Kernen bestreuen.

Variante

Anstelle von Chinakohl können Sie auch Eisberg-, Feld- oder Endiviensalat verwenden. Als Abwandlung ersetzen Sie die Orangenfilets durch Grapefruitfilets oder Mandarinenspalten.

Tipp

Wenn Sie wenig Zitronen- oder Orangensaft benötigen, dann stechen Sie die Frucht mit einer Stricknadel oder einem Spieß nur an. Pressen Sie die benötigte Menge Saft heraus. Bei einer kleinen Einstichstelle trocknet die Frucht nicht so rasch aus und kann länger aufbewahrt werden.

Pfannkuchen mit Champignonfüllung

1 Portion enthält:
684 Kilokalorien
24 g Eiweiß
39 g Fett
59 g Kohlenhydrate
13 g Ballaststoffe

Zutaten für 1 Pfannkuchen:
1 Ei, 4 EL Milch (3,5 % Fett),
3 EL Weizenvollkornmehl, 1 Prise Salz,
1 EL Sojaöl

Für die Füllung:
150 g frische Champignons, 1 kleine Zwiebel, 1 TL Kernöl, 2 TL Weizenvollkornmehl, 2 EL saure Sahne, 1 Prise Salz, Pfeffer, Muskat, gehackte Petersilie

Zubereitungszeit: etwa 20 Minuten, Foto Seite 64/65

- Ei, Milch, Mehl und Salz gut miteinander vermischen. Den Teig 10 Minuten quellen lassen. Öl erhitzen und den Teig portionsweise ausbacken.
- Champignons waschen, putzen und in Scheiben schneiden. Zwiebel schälen, würfeln und mit den Pilzen im heißen Öl dünsten.
- Mit Mehl bestäuben, Sahne unterrühren und mit Salz, Pfeffer und Muskat abschmecken.
- Petersilie darüber streuen und Pfannkuchen damit füllen.

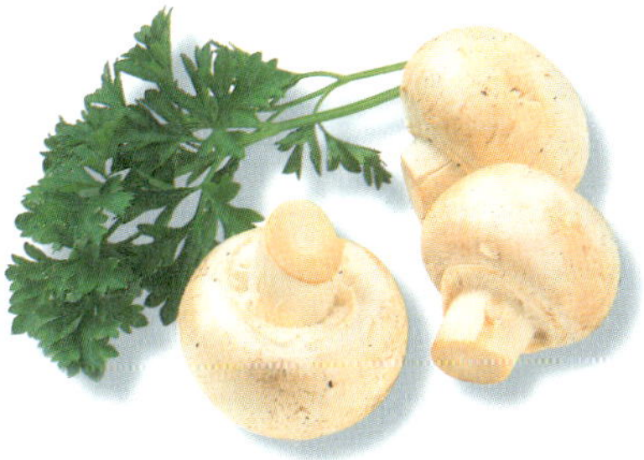

Bohnenpuffer mit Fenchelsauce

1 Portion enthält:
498 Kilokalorien
21 g Eiweiß
28 g Fett
54 g Kohlenhydrate
15 g Ballaststoffe

Zutaten für 4 Portionen:

Für die Puffer:
$1^1/_2$ kleine Möhren, 1 Stange Lauch, 1 kleine Sellerieknolle, 1 Bund Bohnenkraut, 50 g Nüsse, 800 g gekochte weiße Bohnen (250 g Rohgewicht), 1 gehackte Zwiebel, 1 fein gehackte Knoblauchzehe, 1 Ei, Salz, bunter Pfeffer, Cayennepfeffer, 4 EL Sojaöl

Für die Sauce:
400 g Fenchel, 1 Bund Dill, 300 g Joghurt (0,1 % Fett), 100 g Crème fraîche, Salz, Cayennepfeffer, 1 Bund fein gehackte Petersilie

Zubereitungszeit: etwa 20 Minuten, Foto rechts

- Möhren, Lauch, Sellerie und Bohnenkraut waschen und zerkleinern, zusammen mit den Nüssen und Bohnen in der Küchenmaschine pürieren.
- Zwiebel und Knoblauch mit dem Bohnenpüree mischen. Das Ei unterrühren und die Masse mit Salz und Pfeffer abschmecken. Teig durchkneten, bis er gut bindet.
- 12 Puffer formen, in heißem Öl von jeder Seite 4 Minuten braten.
- Fenchelknollen halbieren, waschen, Strunk herausschneiden. Fenchelgrün und Dill waschen. Den Fenchel und die Kräuter klein schneiden. Mit Joghurt und Crème fraîche zum Fenchel geben, mit Salz und Cayennepfeffer abschmecken.
- Puffer mit etwas Fenchelsauce und Petersilie bestreut servieren.

Variante

Wenn Sie keine Fenchelsauce mögen, können Sie auch eine frische Tomatensauce zubereiten, die aus Tomaten, frischem Basilikum, roten Zwiebeln, etwas Balsamessig und Joghurt besteht.

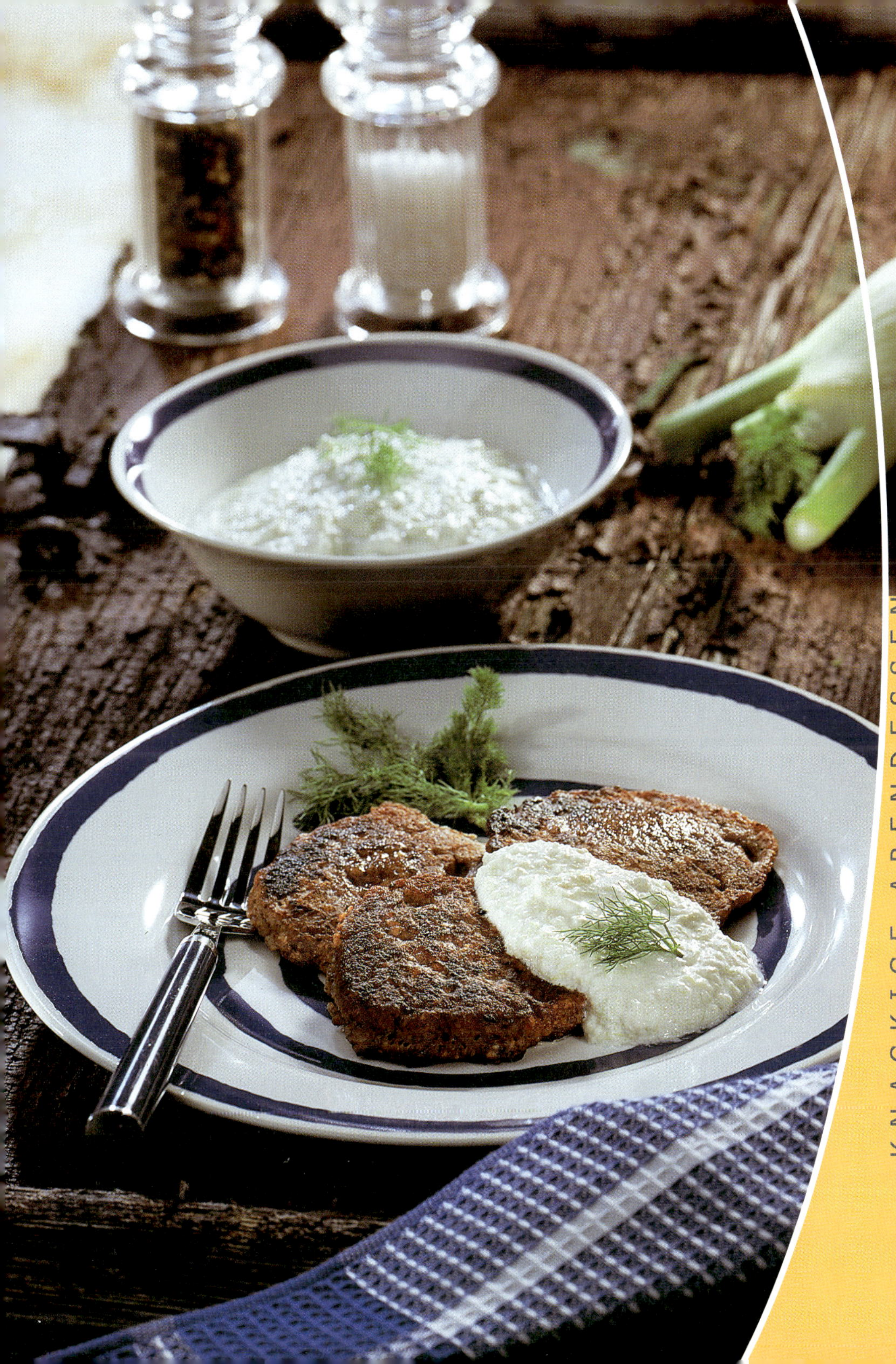

Lauch-Linsen-Salat

1 Portion enthält:
227 Kilokalorien
15 g Eiweiß
9 g Fett
34 g Kohlenhydrate
8 g Ballaststoffe

Zutaten für 4 Portionen:
2 Stangen Lauch, 2 rote Paprika, 2 rote Zwiebeln, 400 g gekochte Linsen (150 g Rohgewicht), 2 EL Kürbiskernöl, 3–4 EL Weißweinessig, 6–8 EL Wasser, Salz, bunter Pfeffer, Zucker oder Süßstoff, 1 Bund Petersilie, 1/2 Bund Schnittlauch, 1 EL frischer Dill

Zubereitungszeit: etwa 20 Minuten

- Lauch waschen, putzen und in feine Ringe schneiden. Paprika waschen und putzen, Zwiebeln schälen und beides würfeln. Das Gemüse mit den abgekühlten Linsen vermischen.
- Für die Sauce Öl mit Essig und Wasser verquirlen, mit Salz, Pfeffer und Zucker würzen. Sauce über die Linsen geben und sorgfältig vermengen. Erneut abschmecken.
- Kräuter waschen, trocknen, fein hacken und kurz vor dem Servieren untermischen.

Tipp

Wissen Sie, warum jedes Böhnchen oder jede Linse ein Tönchen produziert? Die in Hülsenfrüchten enthaltenen Kohlenhydrate sind für den menschlichen Verdauungstrakt schwer verdaubar. Erst im Dickdarm dienen sie den dort angesiedelten Bakterien als Nahrung und dabei entstehen die Gase. Das ist völlig normal und zeigt, dass Ihr Darm bestens funktioniert.

Variante

Das Rezept können Sie leicht in einen pikanten Brotaufstrich verwandeln: Sie müssen dazu nur alle Zutaten gründlich pürieren und zum Schluss einen halben Becher Schmand darunter geben. Im verschließbaren Gefäß hält sich der Aufstrich einige Tage im Kühlschrank. Oder Sie frieren den Aufstrich portionsweise ein.

Blumenkohl-Möhren-Rohkost

1 Portion enthält:
111 Kilokalorien
3 g Eiweiß
6 g Fett
11 g Kohlenhydrate
6 g Ballaststoffe

Zutaten für 4 Portionen:
1 Bund Schnittlauch, 1/2 Becher saure Sahne, 1 EL Maiskeimöl, je 1 Msp. Salz und Curry, je 1 Prise Cayennepfeffer und Paprika edelsüß, 1/2 TL Honig oder einige Tropfen Süßstoff, 300 g Möhren, 300 g Blumenkohl, 1 kleiner Apfel

Zubereitungszeit: etwa 15 Minuten

- Schnittlauch waschen, mit Sahne, Öl, Gewürzen und Honig mischen und mit einem Pürierstab gründlich zerkleinern.
- Möhren putzen, Blumenkohlröschen waschen. Apfel waschen und entkernen. Alles grob raspeln und unter die Marinade heben.
- Rohkost mit Marinade am besten abgedeckt im Kühlschrank 4 bis 5 Stunden gut durchziehen lassen.

Nordseekrabben auf Fenchelsalat

1 Portion enthält:
297 Kilokalorien
19 g Eiweiß
8 g Fett
33 g Kohlenhydrate
9 g Ballaststoffe

Zutaten für 1 Portion:
1 Fenchelknolle, 50 g Krabben, 50 g Dickmilch (1,5 % Fett), 1 TL Sojaöl, 1 TL Sherryessig, 1 EL Korianderblätter oder Petersilie, Salz, Pfeffer, 1 Zitrone

Zubereitungszeit: etwa 15 Minuten

- Fenchel putzen, vom Strunk befreien und in dünne Scheiben schneiden, Fenchelgrün beiseite legen. Fenchel und Krabben auf einem Teller anrichten.
- Dickmilch mit Öl, Essig und Koriander verrühren und mit Salz und Pfeffer pikant abschmecken. Über den Salat gießen.
- Mit Zitronenspalten und Fenchelgrün garnieren.

Rucolasalat mit heißem Schinkenspeck-Dressing

1 Portion enthält:
261 Kilokalorien
7 g Eiweiß
24 g Fett
4 g Kohlenhydrate
3 g Ballaststoffe

Zutaten für 1 Portion:
60 g Rucola, 5 Cocktailtomaten, 1 kleine Zwiebel, 1 Knoblauchzehe, 30 g Schinkenspeck in dünnen Scheiben, 1 EL Olivenöl, Salz, weißer Pfeffer, Zucker oder Süßstoff, 1 EL Balsamessig

Zubereitungszeit: etwa 15 Minuten

- Rucola waschen, putzen und gut trockenschwenken. Auf einem Teller anrichten. Tomaten waschen und halbieren.
- Zwiebel und Knoblauch schälen und fein hacken. Schinkenspeck fein würfeln, mit Zwiebeln und Knoblauch im heißen Öl anbraten.
- Den Speck mit Salz, Pfeffer und Zucker abschmecken und mit Balsamessig ablöschen. Pfanne sofort vom Herd nehmen, nochmals abschmecken und das Dressing über den Rucolasalat geben. Mit Cocktailtomaten garnieren und sofort servieren.

Tipp
Dazu passt ein im Backofen aufgebackenes Vollkornbrötchen.

Variante
Statt Rucola können Sie auch Feldsalat oder Radicchio nehmen. Die Cocktailtomaten lassen sich durch frische Champignons ersetzen.

Salat mit Roggen und Tofu

1 Portion enthält:
314 Kilokalorien
18 g Fett
9 g Eiweiß
30 g Kohlenhydrate
8 g Ballaststoffe

Zutaten für 4 Portionen:
180 g Roggenkörner, 3 Frühlingszwiebeln, 1 Bund Radieschen, 125 g Tofu, 2 EL Zitronensaft, etwas Meersalz, 4 EL Olivenöl, 2 EL Wasser, 1 Bund Schnittlauch

Zubereitungszeit: etwa 90 Minuten, Foto unten

- Roggenkörner 3 bis 5 Stunden bzw. über Nacht einweichen und zusammen mit dem Einweichwasser in etwa 40 Minuten weich kochen.
- Frühlingszwiebeln und Radieschen waschen und in feine Ringe bzw. Scheiben schneiden. Tofu in kleine Würfel zerlegen.
- Zitronensaft, Salz, Öl und Wasser zu einer Marinade verrühren, Tofuwürfel für etwa 30 Minuten in die Marinade legen.
- Frühlingszwiebeln, Radieschen und Roggenkörner dazugeben, alles vermischen und nochmals abschmecken. Schnittlauch waschen, klein schneiden und darüber streuen.

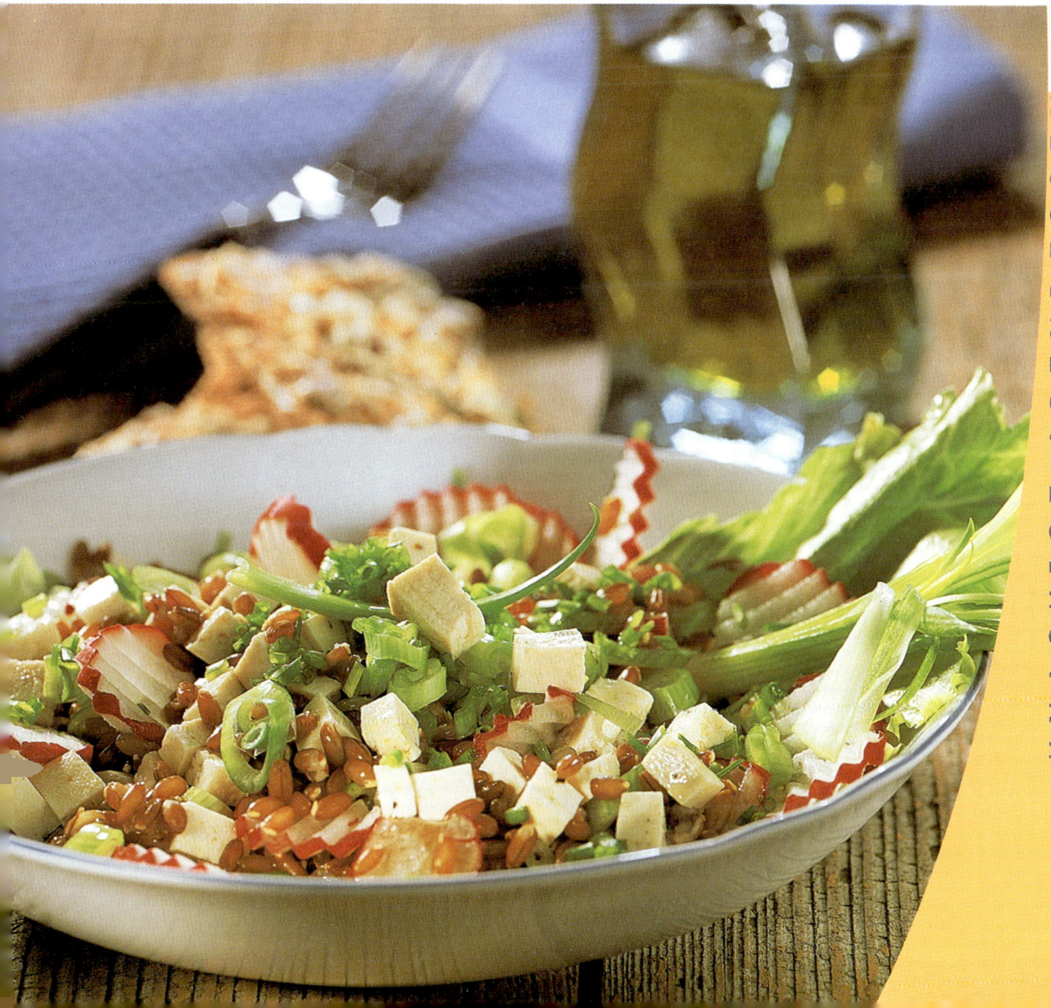

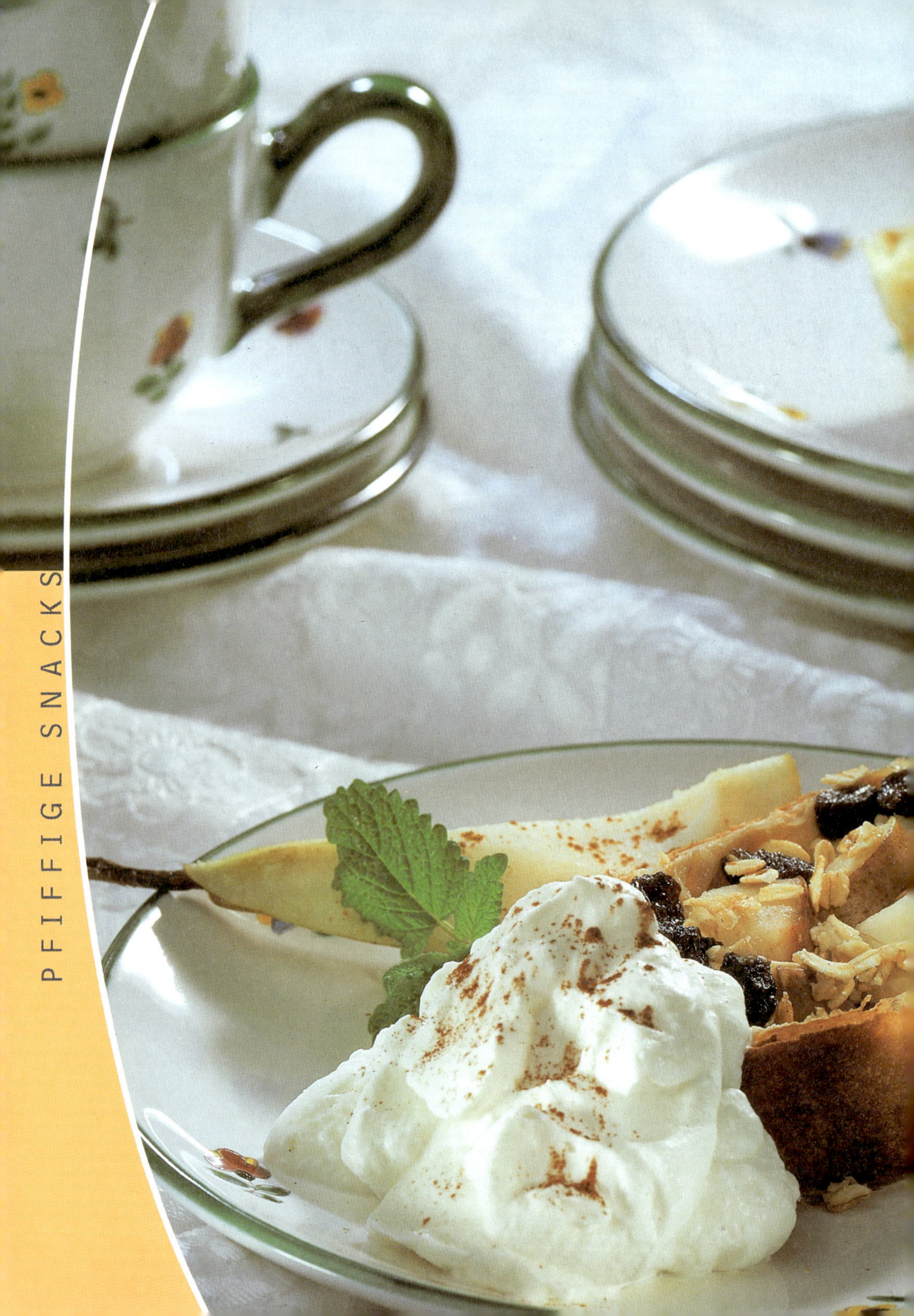

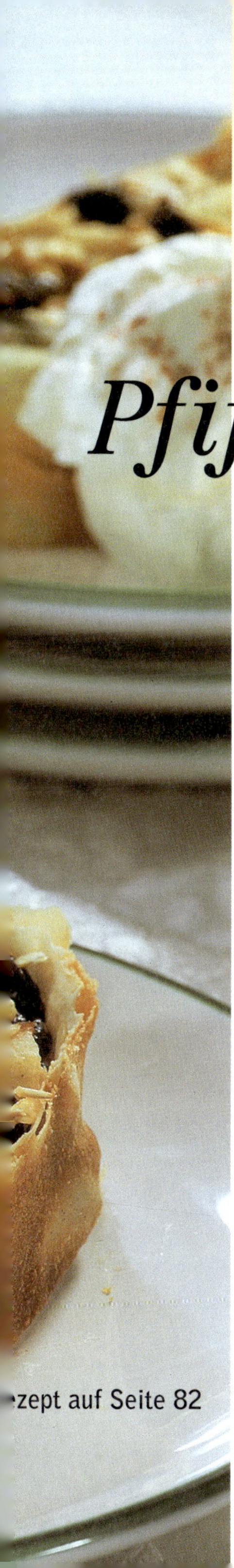

zept auf Seite 82

Pfiffige Snacks

Um eine gleich bleibende Zufuhr von Nährstoffen über den ganzen Tag zu gewährleisten, ist es besser, vier kleine als zwei große Mahlzeiten am Tag zu essen. Eine kleine Zwischenmahlzeit, die aktiv macht und nicht belastet, ist auch für den Darm und die gesamte Verdauung eine Wohltat. Probieren Sie die süßen und deftigen Snacks einfach aus. Oder Sie variieren die Rezepte nach Ihren eigenen kreativen Vorstellungen und Wünschen.

Winterlich gefüllter Bratapfel

1 Portion enthält:
315 Kilokalorien
5 g Eiweiß
19 g Fett
30 g Kohlenhydrate
6 g Ballaststoffe

Zutaten für 4 Portionen:
4 säuerliche Äpfel (600 g), Saft von 1 Zitrone

Für die Füllung:
40 g Butterschmalz, 50 g Mandelblättchen, 1/2 TL Zimt, 1/2 TL Lebkuchengewürz, 50 g Rosinen

Für die Vanillesauce:
1/2 Vanillestange, 200 ml Milch (1,5 % Fett), 10 g Speisestärke, flüssiger Süßstoff

Zubereitungszeit: etwa 40 Minuten

- Äpfel waschen, halbieren, Kerngehäuse herausschneiden und die Apfelhälften mit Zitronensaft beträufeln.
- Eine Auflaufform mit 10 Gramm Butterschmalz auspinseln. Restliches Butterschmalz für die Füllung in einer Pfanne schmelzen lassen, Mandelblättchen darin anrösten. Zimt, Lebkuchengewürz und Rosinen hinzufügen.
- Masse auf die Apfelhälften verteilen und in die Auflaufform geben.
- Im vorgeheizten Backofen bei 220 °C etwa 20 Minuten backen.
- Für die Vanillesauce Schote seitlich schlitzen, Mark herauskratzen. Vanilleschote und Mark in der Milch aufkochen.
- Speisestärke mit etwas kaltem Wasser und Süßstoff anrühren und in die kochende Milch einrühren. Kurz aufkochen und abkühlen lassen.

Tipp

Sie gewinnen mehr Saft, wenn Sie Zitronen vor dem Auspressen kräftig auf dem Küchentisch hin- und herrollen. Sie können die Früchte genauso in den noch warmen Backofen legen oder sie kurz in heißes Wasser tauchen. Übrig bleibender Zitronensaft kann in einem Eiswürfelbehälter eingefroren werden. So haben Sie immer kleine Einzelportionen vorrätig.

Süßer Hirseauflauf mit Äpfeln und Nüssen

1 Portion enthält:
514 Kilokalorien
18 g Eiweiß
21 g Fett
70 g Kohlenhydrate
8 g Ballaststoffe

Zutaten für 4 Portionen:
200 g Hirse, 1/2 l Milch (3,5 % Fett), 1 Prise Salz, 1 Vanilleschote, 30 g Sesamsamen, 2 EL Honig, 40 g gehackte Nüsse, 2 Tropfen Rumaroma, Zimt, 3 Eier, 4 Äpfel, Saft von 1 Zitrone, Zucker oder Süßstoff, 1 TL flüssiges Butterschmalz

Zubereitungszeit: etwa 60 Minuten

- Hirse heiß abspülen und mit Milch, Salz und längs eingeritzter Vanilleschote zum Kochen bringen. Die Hirse 25 Minuten ausquellen lassen, Vanilleschote entfernen.
- Sesamsamen trocken in einer Pfanne anrösten und mit Honig, Nüssen, Rumaroma und 1/2 TL Zimt unter die Masse rühren.
- Eier trennen. Eigelb mit etwas heißem Wasser schaumig schlagen, nach und nach unterrühren.
- Äpfel waschen, entkernen, würfeln, mit Zitronensaft beträufeln und unter den Brei geben.
- Eiweiß steif schlagen, etwas Zitronensaft und Zucker dazufügen und vorsichtig unter die Hirsemasse ziehen.
- Masse in eine leicht mit Butterschmalz gefettete Auflaufform füllen und im vorgeheizten Backofen bei 175 °C etwa 30 Minuten backen.
- Vor dem Servieren mit Zimt bestäuben.

Variante

Anstatt der Hirse können Sie auch Weizenkörner oder Vollkornreis verwenden. Eine exotische Note erhält der Auflauf, wenn Sie die Äpfel durch Orangen und Kiwis ersetzen.

Tipp

Wenn es einmal ganz besonders lecker – aber kalorienreich – werden soll, geben Sie einige Butterflöckchen über den Auflauf. Darüber streuen Sie mit Zimt, Zucker oder Süßstoff und Vanillemark gemischte Semmelbrösel.

Birnenstrudel

1 Stück enthält:
176 Kilokalorien
3 g Eiweiß
5 g Fett
37 g Kohlenhydrate
4 g Ballaststoffe

Zutaten für 16 Stücke:

Für den Teig:
250 g Dinkelvollkornmehl, 2 EL Walnussöl, 125 ml lauwarmes Wasser, 1 Prise Salz, 1 TL Zucker oder Honig, $^{1}/_{2}$ TL Zimt, 2 Tropfen Vanillearoma, 1 Tropfen Rumaroma

Für die Füllung:
10 Birnen, $3^{1}/_{2}$ gestrichene EL Zucker, 100 g Haferflocken, 100 g Rosinen, 30 g zerlassene Diätmargarine

Zubereitungszeit: etwa 70 Minuten, Foto Seite 78/79

- Mehl sieben, mit den restlichen Zutaten gut verkneten und schlagen.
- Teig zu einer Kugel formen, mit etwas Öl bestreichen und etwa 30 Minuten in Klarsichtfolie im Kühlschrank ruhen lassen.
- Teig dann vorsichtig dünn ausziehen.
- Für die Füllung Birnen waschen, entkernen, klein schneiden und mit Zucker, Haferflocken und Rosinen mischen. Auf dem Strudelteig verteilen, Strudel einrollen und mit der Margarine bepinseln.
- Im vorgeheizten Backofen bei 175 °C etwa 30 Minuten backen.
- Fertigen, ausgekühlten Strudel in 16 Scheiben schneiden.

Haferflockenkekse

1 Stück enthält:
57 Kilokalorien
10 g Eiweiß
4 g Fett
5 g Kohlenhydrate
1 g Ballaststoffe

Zutaten für 40 Stück:
150 g Vollkornhaferflocken, 1 Ei, 100 g Diätmargarine, 100 g Honig, 1 Prise Salz, 100 g gemahlene Haselnüsse, 1 TL Zimt, $^{1}/_{4}$ TL Vanillemark und Anis, 1 TL Kakao, 1 TL Backpulver, 7 EL Wasser

Zubereitungszeit: etwa 30 Minuten, Foto unten

- Vollkornhaferflocken in einer Pfanne trocken anrösten.
- Ei trennen. Margarine und Honig schaumig rühren, Salz und Eigelb hinzugeben.
- Haselnüsse mit Zimt, Vanille, Anis, gesiebtem Kakao und Backpulver vermengen und mit den Haferflocken unter die Masse rühren.
- Wasser nach und nach zugeben, bis der Teig schwer vom Löffel fällt.
- Eiweiß steif schlagen und unter den Teig heben.
- Mit zwei Teelöffeln kleine Teighäufchen auf das mit Backpapier ausgelegte Blech setzen. Genügend Abstand zwischen den Häufchen lassen.
- Im vorgeheizten Backofen bei 180 °C etwa 15 Minuten backen.

Tipp

Diabetiker können anstatt Honig Fruchtzucker verwenden.

Variante

Sehr gut schmecken die Plätzchen auch mit einer Mischung aus trocken angerösteten Samen – beispielsweise Sesam, Leinsamen und Sonnenblumenkernen.

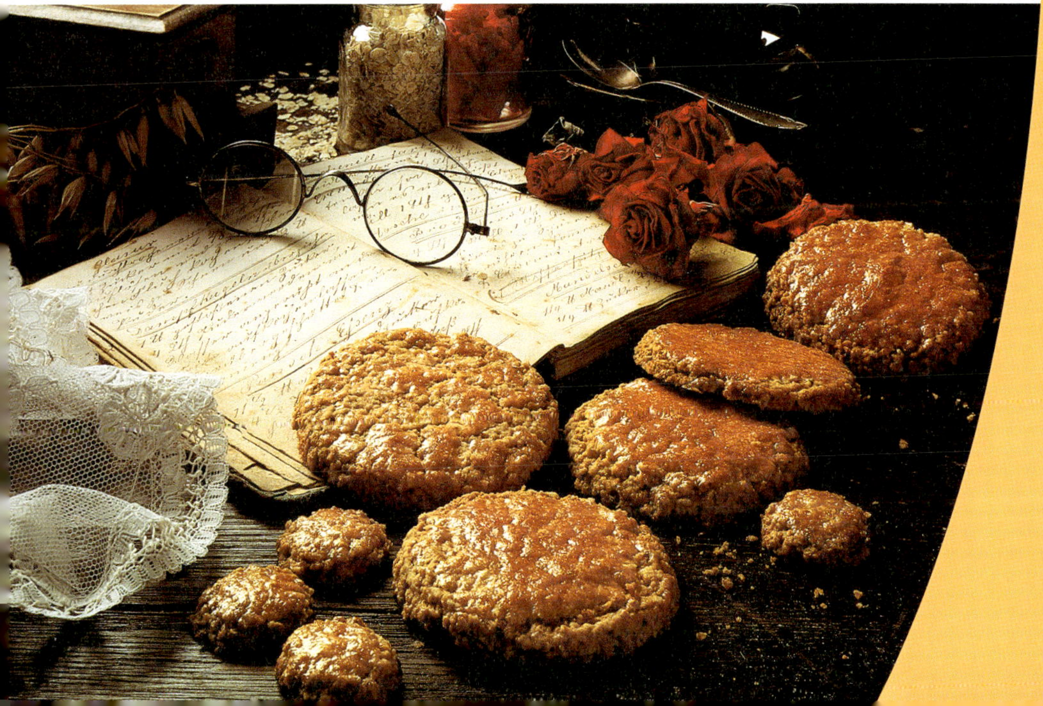

Süße Zucchinischnitten

1 Stück enthält:
240 Kilokalorien
5 g Eiweiß
12 g Fett
31 g Kohlenhydrate
2 g Ballaststoffe

Zutaten für 16 Stücke:
2 Zucchini, 3 Eier, 200 g Diätmargarine, 200 g Zucker, 2 TL Backpulver, 1/2 TL Zimt, 1 1/2 EL Kakao, 1 TL Backpulver, 1 Prise Salz, 380 g gemahlene Dinkelkörner

Zubereitungszeit: etwa 15 Minuten

- Zucchini waschen und grob raspeln.
- Eier, Margarine und Zucker schaumig rühren. Dann Zucchini und alle restlichen Zutaten unterheben.
- Teig auf ein mit Backpapier ausgelegtes Blech streichen.
- Im vorgeheizten Backofen bei 175 °C etwa 30 Minuten backen.

Tipp

Diabetiker können die angegebene Zuckermenge durch 130 Gramm Fruchtzucker ersetzen.

Rotkohlsalat mit Apfel

1 Portion enthält:
87 Kilokalorien
3 g Eiweiß
3 g Fett
13 g Kohlenhydrate
4 g Ballaststoffe

Zutaten für 2 Portionen:
150 g frischer Rotkohl, 150 g Apfel, 100 g Naturjoghurt (1,5 % Fett), 2 TL Walnussöl, Zitronensaft, Salz, Pfeffer, Zimt, Süßstoff

Zubereitungszeit: etwa 10 Minuten

- Rotkohl fein raffeln und anschließend stampfen. Apfel waschen, raffeln und mit Rotkohl mischen.
- Joghurt mit Öl, Zitronensaft, Salz, Pfeffer und Zimt mischen, mit Süßstoff abschmecken und über den Salat geben.
- Im Kühlschrank gut durchziehen lassen.

Exotischer Obstsalat

1 Portion enthält:
242 Kilokalorien
5 g Eiweiß
4 g Fett
45 g Kohlenhydrate
7 g Ballaststoffe

Zutaten für 1 Portion:
1 frische Feige, 1 Kiwi, 1/2 Mango,
1 getrocknete Dattel, Saft von 1 Orange,
1 TL Kürbiskerne, 1 TL Leinsamen

Zubereitungszeit: etwa 10 Minuten

- Feige halbieren. Eine Hälfte in dünne Scheiben schneiden, andere Hälfte vierteln. Kiwi schälen und in Scheiben schneiden. Mango schälen und in dünne Spalten schneiden.
- Obst auf einem Teller anrichten, mit Orangensaft beträufeln. Mit Kürbiskernen und Leinsamen bestreuen.

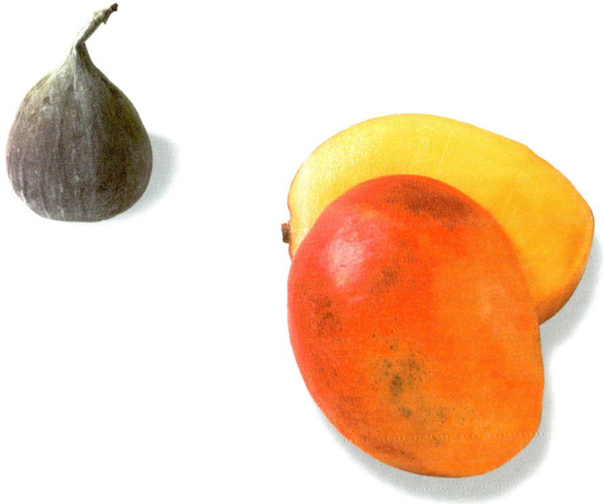

Leckere Müsliriegel

1 Riegel enthält:
100 Kilokalorien
2 g Eiweiß
3 g Fett
15 g Kohlenhydrate
2 g Ballaststoffe

Zutaten für 40 kleine Riegel:
325 ml Wasser, 300 g Honig, 300 g Dörrobst, 200 g Haferflocken, 200 g Weizenflocken, 100 g Kokosraspel, 50 g Sesamsamen, 1 Msp. Vanille, 1 TL Zimt, 1 Prise Salz, 2 Eier

Zubereitungszeit: etwa 60 Minuten, Foto rechts

- Wasser und Honig in einem kleinen Topf bei mittlerer Hitze erwärmen, bis sich der Honig aufgelöst hat.
- Dörrobst fein hacken. Mit Hafer- und Weizenflocken, Kokosraspel, Sesamsamen, Vanille, Zimt und Salz in einer Schüssel mischen.
- Eier trennen. Eigelb und Honigwasser zur Müslimischung geben und alles noch einmal durchrühren. Masse 10 Minuten quellen lassen.
- Eiweiß steif schlagen und unter die Müslimischung rühren.
- Die Masse auf ein mit Backpapier ausgelegtes Blech streichen. Eine Folie über die Mischung legen und mit einem Nudelholz die Masse fest auf das Blech drücken. Folie entfernen.
- Im vorgeheizten Backofen bei 160 °C 20 bis 30 Minuten backen.
- Die Masse direkt nach dem Backen noch heiß in 40 Riegel schneiden. In einer gut verschließbaren Plastikdose aufbewahren.

Tipp

Wenn Sie eine größere Menge Honig abmessen müssen, dann reiben Sie das Messgefäß vorher mit etwas Speiseöl aus. Auf diese Weise bleibt der Honig nicht kleben. Reste im Honigglas lösen Sie einfach mit etwas Obstessig. Die delikate Mischung können Sie für feine Salatsaucen verwenden.

Tipp

Wenn Sie Eier trennen, schlagen Sie jedes Ei separat vorsichtig über einem Trichter auf. Das Eiweiß läuft durch die Öffnung ab, das Eigelb bleibt im Trichter zurück.

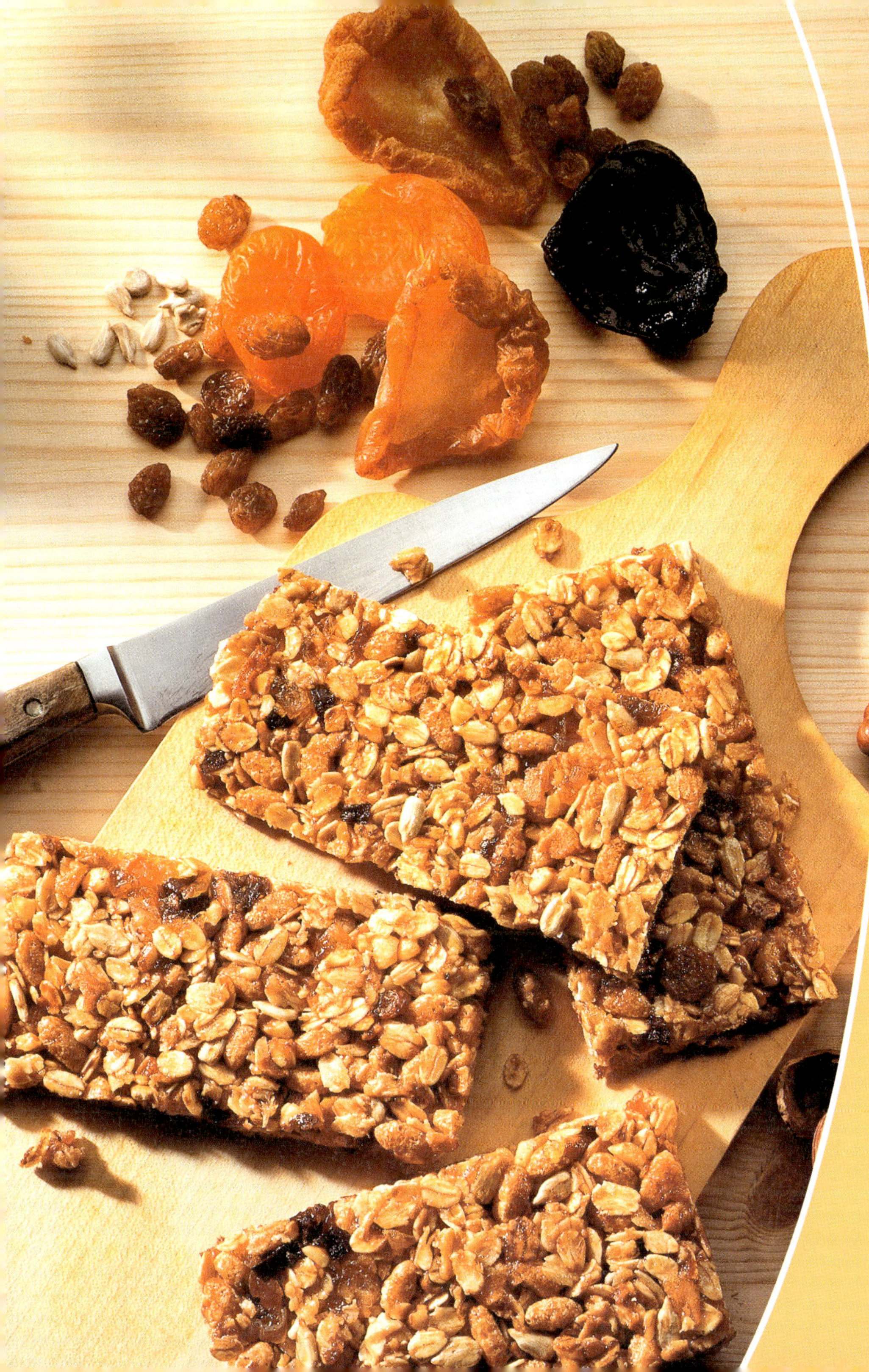

Heidelbeer-Johannisbeer-Shake

1 Portion enthält:
263 Kilokalorien
8 g Eiweiß
4 g Fett
47 g Kohlenhydrate
6 g Ballaststoffe

Zutaten für 1 Portion:
50 g frische oder TK-Heidelbeeren, 50 g frische oder TK-Johannisbeeren, 200 ml Milch (1,5 % Fett), 2 EL Milchzucker, etwas Honig oder Süßstoff, 1/4 Vanilleschote

Zubereitungszeit: etwa 10 Minuten

- Heidelbeeren und Johannisbeeren verlesen, waschen und gut abtropfen lassen.
- Beeren in die Milch geben, Milchzucker zufügen, süßen und mit einem Pürierstab kräftig pürieren.
- Vanilleschote seitlich schlitzen, Mark herauskratzen und zum Shake geben. Nochmals kurz verrühren.

Apfel-Vanille-Drink

1 Portion enthält:
248 Kilokalorien
6 g Eiweiß
3 g Fett
48 g Kohlenhydrate
1 g Ballaststoffe

Zutaten für 1 Portion:
150 g Joghurt (1,5 % Fett), 1/4 Mango (75 g), 2 EL Milchzucker, Zitronensaft, Süßstoff oder Zucker, 1/4 Vanilleschote, 2 EL Apfelsaft, 50 ml eisgekühltes Mineralwasser

Zubereitungszeit: etwa 10 Minuten

- Joghurt, Mango, Milchzucker und Zitronensaft in einem Mixbecher pürieren und nach Geschmack süßen.
- Vanilleschote seitlich schlitzen. Mark herauskratzen und dazugeben, mit Apfelsaft und Mineralwasser untermischen.

Scharfer Gemüsedrink

1 Portion enthält:
221 Kilokalorien
7 g Eiweiß
3 g Fett
41 g Kohlenhydrate
1 g Ballaststoffe

Zutaten für 1 Portion:
$^1/_8$ Salatgurke, 150 g Joghurt (1,5 % Fett), $^1/_2$ Glas Tomatensaft, 1 EL Milchzucker, Pfeffer, Cayennepfeffer, Rosenpaprika, Tabasco, Salz, 1 Sträußchen Petersilie

Zubereitungszeit: etwa 10 Minuten

- Gurke schälen und in Stücke schneiden. Gurkenstücke, Joghurt, Tomatensaft und Milchzucker in der Küchenmaschine gründlich pürieren, mit Gewürzen und Tabasco kräftig abschmecken und leicht salzen.
- Petersilie waschen und fein wiegen. Glasrand befeuchten, in die Petersilie drücken und Saft einfüllen.

Verdauungscocktail

1 Portion enthält:
140 Kilokalorien
3 g Eiweiß
0 g Fett
32 g Kohlenhydrate
0 g Ballaststoffe

Zutaten für 1 Portion:
$^1/_2$ Glas eisgekühlter Orangensaft, 1 EL Pflaumensaft, 2 EL Joghurt (0,1 % Fett), 1–2 EL Milchzucker, ein Spritzer Zitronensaft, Zucker oder Süßstoff

Zubereitungszeit: etwa 10 Minuten

- Orangensaft, Pflaumensaft, Joghurt, Milchzucker und Zitronensaft in einem Shaker gut vermischen und nach Geschmack süßen.

Tipp

Den Cocktail können Sie idealerweise mit frisch ausgepresstem Orangensaft zubereiten. Als Dekoration eignet sich eine eingeschnittene Orangenscheibe, die Sie an den Glasrand stecken.

Service

Hier finden Sie Anschriften verschiedener Institutionen, Firmen und Verbände, an die Sie und Ihre Angehörigen sich wenden können, wenn Sie Fragen zu Ihrer Krankheit haben oder weitere Informationen benötigen. Bei vielen Organisationen können Sie kostenlos Informationen anfordern. Wir liefern zudem Buchtipps, die sich mit dem Thema Magen-Darm-Trakt und Obstipation befassen.

Adressen

Gütegemeinschaft Diätverpflegung e.V., Geschäftsführerin
Nadine Balzani, Moorenstraße 80, 40225 Düsseldorf,
Tel.: (02 11) 33 39 85, Fax: (02 11) 31 76 91

Ernährungsmedizinische Beratung: Deutsches Institut für Ernährungsmedizin und Diätetik (D.I.E.T.), Birgit Bahnsen und Klaudia Hörist, Kurbrunnenstraße 5, 52066 Bad Aachen,
Tel.: (02 41) 6 08 08 30, Fax: (02 41) 6 08 08 34,
Internet: http://www.diet-aachen.de
E-Mail: ernaehrungsmedizin@t-online.de,

Verein zur Förderung der gesunden Ernährung und Diätetik (VFED) e.V., Morillenhang 27, 52074 Aachen,
Tel.: (02 41) 50 73 00, Fax: (02 41) 50 73 11,
Internet: http://www.vfed.de, E-Mail: vfed@rmi.de.
Weitere Informationen: Esther Linker, Am Talacker 32a, 61137 Schöneck, Tel.: (0 61 87) 86 37

Bundeszentrale für gesundheitliche Aufklärung (BZgA), Ostmerheimer Staße 220, 51109 Köln,
Tel.: (02 21) 8 99 20, Fax: (02 21) 8 99 23 00

Deutsche Gesellschaft für Ernährung (DGE) e.V., Im Vogelsgesang 40, 60488 Frankfurt am Main, Tel.: (0 69) 9 76 80 30,
Fax: (0 69) 97 68 03 99, Internet: http://dge.de

Gastro-Liga e.V., Liebigstraße 13, 35390 Gießen,
Tel.: (06 41) 97 48 10, Fax: (06 41) 9 74 81 18

Auswertungs- und Informationsdienst für Ernährung, Landwirtschaft und Forsten (AID) e. V., Friedrich-Ebert-Straße 3, 53177 Bonn, Tel.: (02 28) 8 49 90, Fax: (02 28) 8 49 91 77, Internet: http://www.aid.de, E-Mail: aid@aid.de

Vereinigung Getreide-, Markt- und Ernährungsforschung (GMF) GmbH, Bahnhofplatz 18, 53225 Bonn,
Tel.: (02 28) 42 12 50, Fax: (02 28) 4 79 75 59

Verband der Diätassistenten – Deutscher Bundesverband e. V., Bismarckstraße 96, 40210 Düsseldorf,
Tel.: (02 11) 16 21 75, Fax: (02 11) 35 73 89,
Internet: http://www.vdd.de, E-Mail: vdd-duesseldorf@t-online.de

Verband der Diplom-Oecotrophologen e. V.,
Giershausener Weg 15a, 50767 Köln,
Tel.: (02 21) 79 93 43, Fax: (02 21) 79 94 01,
Internet: http://vdoe.de, E-Mail: vdoe@netcologne.de

Reformhaus Information, Waldstraße 6, 61440 Oberursel,
Tel.: (0 61 72) 3 00 33 33, Fax: (0 61 72) 3 00 33 03, Internet: http://www.Reformhaus.de, E-Mail: f.eckhardt@neuform.de

Institut für Sporternährung e. V., In der Aue,
61231 Bad Nauheim

Deutsches Grünes Kreuz e. V. (DAVIT – Darmvitalisierungsprogramm), 35037 Marburg

Dr. Falk Pharma GmbH, Leinenweberstraße 5, 79041 Freiburg im Breisgau, Tel.: (07 61) 1 30 34 41, Fax: (07 61) 1 30 34 21

Edelweiss Milchwerke K. Hoefelmayr GmbH, c/o Praxis Press GmbH, Postfach 1541, 64505 Groß-Gerau,
Tel.: (0 61 52) 4 00 21, Fax: (0 61 52) 8 17 88

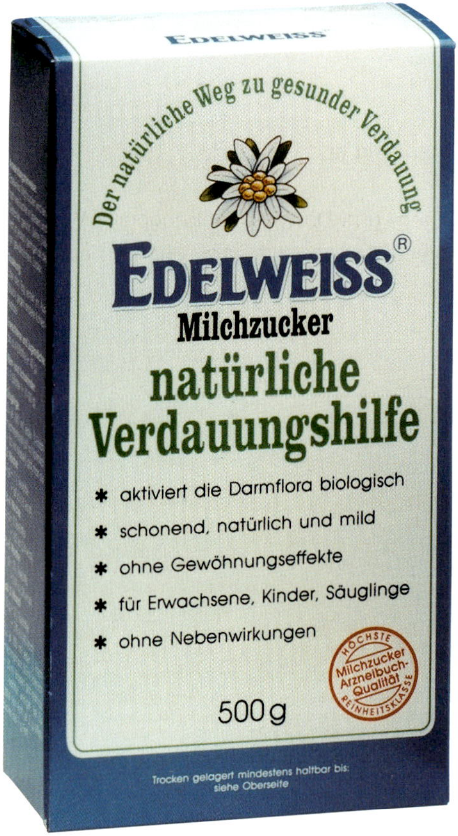

Edelweiss Milchwerke K. Hoefelmayr GmbH, Postfach 1540,
87432 Kempten im Allgäu

Die Firma Edelweiss, eine Tochter der Union Deutsche Lebensmittelwerke GmbH, ist Herstellerin des Edelweiss Milchzuckers. Die Edelweiss Milchwerke sind der eindeutige Marktführer im Segment des milden, nicht zur Gewöhnung führenden Milchzuckers. Das Produkt Edelweiss Milchzucker in Arzneibuch-Qualität erhalten Sie in Apotheken, Drogerien und im Lebensmittelhandel. Über die Edelweiss Milchwerke erhalten Sie eine Vielzahl von Informationsmaterialien. Die Bezugsadresse finden Sie auf Seite 91.

Buchtipps

Feldheim, W./Steinmetz, R., Ernährungslehre, Kohlhammer Verlag, 1997

Kasper, H., Ernährung und Darmerkrankungen, Piper Verlag 1990

Kasper, H., Magen- und Darmerkrankungen – Wie Ihnen die natürliche Ernährung bei Magen- und Darmleiden hilft, Schlütersche 2000

Lange, E., Gezielt einkaufen! Die richtigen Lebensmittel bei Verstopfung, Mosaik Verlag 1999

Lange, E., Nie wieder Verstopfung, [den Darm befreien und aktivieren; von Abführmitteln wegkommen; Erkrankungen lindern und verhindern; bald wieder einen flachen Bauch haben; mit vielen Ernährungstipps], Mosaik Verlag 1999

Gaisberg, Prof. Dr. U. v., Wirksame Hilfe bei Divertikeln, TRIAS Verlag 2000

Bachmann, Dr. R. M., Gesunder Darm – gesunder Mensch, TRIAS Verlag

Bachmann, Dr. R. M., Gesund und fit durch Darmreinigung, Gräfe und Unzer Verlag 1999

Dahlke, R./Hößl, R., Verdauungsprobleme – Bedeutung und Chance von Magen- und Darmsymptomen, Droemer Verlag, 1992

Loebert, Dr. L., Magen und Darm. Beschwerden und ihre Behandlung, TRIAS Verlag 1996

Uphoff, K./Thiesemann, H., Darmvitalisierung. Selbsthilfe bei chronischer Verstopfung, Kilian Verlag (DAVIT-Programm) 1995

Verzeichnis der Rezepte

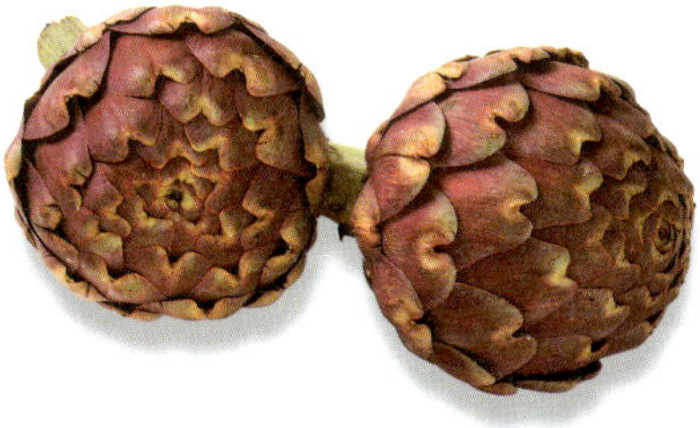

Die Autoren

Sven-David Müller ist Diätassistent, Diabetesberater der Deutschen Diabetes Gesellschaft, Medizinjournalist und 1. Vorsitzender des Vereins zur Förderung der gesunden Ernährung und Diätetik (VFED) e.V. Derzeit leitet Sven-David Müller als Geschäftsführer das Deutsche Institut für Ernährungsmedizin und Diätetik (D.I.E.T.). Margret Tacke und Birgit Bahnsen sind Diätassistentinnen.

Wichtiger Hinweis

Die im Buch veröffentlichten Ratschläge und Rezepte wurden mit größter Sorgfalt von den Verfassern und vom Verlag erarbeitet und geprüft. Eine Garantie kann jedoch nicht übernommen werden. Ebenso ist eine Haftung der Verfasser bzw. des Verlages und seiner Beauftragten für Personen-, Sach- oder Vermögensschäden ausgeschlossen.

Bildnachweis

Umschlagfoto: Gerhard Poggenpohl, Sigmarszell; Rezept S. 76/77
Fotos: Stockfood/Gousset 6; Edelweiss Milchwerke, Kempten 29, 92; Peter Kölln, Köllnflockenwerke, Elmshorn 39, 83, 87; Ulrich Kerth, München 55; alle übrigen Fotos Gerhard Poggenpohl, Sigmarszell

Impressum

Die Deutsche Bibliothek - CIP-Einheitsaufnahme
Ein Titeldatensatz für diese Publikation ist bei Der Deutschen Bibliothek erhältlich.

Midena Verlag, München

Projektleitung: Dr. Silke Bromm
Redaktion: Michaela Mohr, Augsburg
Herstellung: Ina Hochbach
Umschlagkonzeption: Kontrapunkt, Kopenhagen
Innenlayout: Peter Engel, Grünwald
Satz: satz-studio gmbh, Bäumenheim
Reproduktion: Mayr Reprotechnik GmbH, Donauwörth
Printed in Germany

ISBN 3-310-00675-1